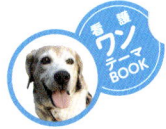

もっと知りたい
エンゼルケア Q&A

小林光恵 著

医学書院

はじめに

　慣例的に行われてきた「死後処置」から「エンゼルケア」への転換期が続いています。全国的に一気にではなく、各所のペースで順々に死後処置の見直しが進んでいる印象です。

　そんななかで感じているのは、ナースのみなさんが持つエンゼルケアにまつわる情報量の差です。私のところに届く質問や相談の内容は、素朴な疑問もあれば、何年もエンゼルケアに取り組んできたために生じる悩みもあったりと、以前に比べてたいへん幅が出てきました。

　また、多くの方がこのテーマに注目するようになった関係で、当然のことながら視点の異なった捉え方や技術も示されるようになり、それらに接したナースの戸惑いの声も聞かれます。現場で、さまざまな情報を取捨選択していく必要も出てきています。

　いずれにしても、職場において、ケア構築の土台となるエンゼルケアの「目的」や「意味」について整理しておくことが重要です。それが自信を持って、通り一遍ではない、個別性に応じた工夫や、その場その時にあった柔軟な判断につながるからです。目的や意味の求め方によって、重視・優先する点や配慮の方向ががらりと違ってきます。

　本書は、昨年出版した、ご家族への声かけを中心に解説した『説明できるエンゼルケア』に続き、医学書院の看護師向けウェブサイト「かんかん！」（http://igs-kankan.com/）に掲載したQ&Aと、講演の際にいただいた質問、メールで直接私に寄せられた相談へのお答えを、Q&A形式に整えたものを中心に構成しました。

　Q&Aは、多様な読み方ができる形式です。たとえば、まずは関心事から読む、キャリアの違う人同士が1つのQ&Aをとりあげてディスカッ

ションする、自分なりの答えを考える、1つの質問が出てきた背景を考える、などです。

　いろいろな段階・状況にあるナースのみなさんが、情報を受け取るだけではなく、エンゼルケアの検討素材としても本書を活用してくださることを願っています。

　静岡県の榛原(はいばら)総合病院には、2002年からエンゼルメイクを含むエンゼルケア全般の検討において多大な協力を得ています。

　遺体管理学の伊藤茂さんからご教示いただいている死後変化の知識は、いつも判断の力となっています。

　また、医学書院看護出版部の石塚純一さんは、『説明できるエンゼルケア』と同様に今回も熱意ある企画・編集をしてくださいました。石射弥生さんも力を貸してくださいました。そして、本書が読者のみなさまの手元に届くまでに多くの方が動いてくださいました。

　みなさまにこの場を借りて御礼を申し上げます。ありがとうございました。

2012年10月　小林光恵

目 次

はじめに..002

総論
エンゼルケアの意味を考える............................008

顔のエンゼルメイクの手順............................017

エンゼルケア Q&A

「エンゼルメイク」編

- エンゼルメイクをするのに、
  準備しておいたほうがいいものを教えてください..................032
- ファンデーションのおすすめはクリームタイプ!?..................036
- 眼窩が落ちくぼんでいる方の閉眼、どうしたらいい?..................040
- 男性のメイクに
  抵抗感があるご家族がいます..................044

「エンゼルケアのテクニック」編

- 顔の汚れはお尻用洗浄剤で拭くとよくとれる、
  と教えられたのですが…..................048
- 黄疸の方の肌の色の変化、
  どうカバーすればいいですか?..................050

- 病理解剖後の縫合部が気になります… ……………………………………… 054
- なぜ冷却が必要なの？ どうやって冷却するの？ ……………………… 058
- 清拭の際や移送時に、
  側臥位にしただけで胃液が出てきました ……………………………… 062
- 胃ろうやカテーテルなど
  医療機器はどの段階で外せばいいですか？ …………………………… 066
- 死後の口腔ケアが大事と聞きました ……………………………………… 068
- 創部への臭気対策を教えてください ……………………………………… 072
- リンパ浮腫のあった方からリンパ液が
  染み出してこないか心配です ……………………………………………… 076
- 疥癬で、ご家族に
  触れてもらえなかったのが心残りで… …………………………………… 078
- 腹水が溜まっていてつらそうです。
  抜いてあげてもいいですか？ ……………………………………………… 080

「領域・シチュエーション別のエンゼルケア」編

- ICUに勤務していますが、臨終後、
  ご家族にどう声をかけていいか… ………………………………………… 084
- 新生児がなくなった場合の注意点は？ …………………………………… 088
- 「在宅」ならではの難しさ …………………………………………………… 092
- 在宅で、死亡診断の前に
  エンゼルケアを始めていいのでしょうか？ ……………………………… 100
- ご遺体の鼻や口の周辺に、虫が寄ってきました ………………………… 102

「ルール作り、対応例」編

- 院内で慣わしごとをしないと決めたのですが、
  ご家族から強い要望がありました ……………… 104
- 病棟マニュアルの作成を任されました ……………… 108
- 退院後に問い合わせの電話がよくかかってきます ……………… 112
- 亡くなるまで一度も面会がなかったご家族から、
  病状や経過を聞かれました ……………… 116

あとがき ……………… 120

《コラム》
- スマイリングリップ ……………… 030
- 事前にメイクの練習をしよう ……………… 039
- 療養中の患者さんにも、クレンジングマッサージはおすすめ ……………… 043
- 「化粧くずれ」への対応 ……………… 047
- エンゼルメイクを事前に知っていただくために ……………… 053
- 本人らしい服装に。ネクタイの渡し方 ……………… 061
- 安全なつめ切りの方法 ……………… 071
- 足浴・手浴をぜひご家族とともに ……………… 075
- 顔周りのカバーに帽子とスカーフが最適 ……………… 083
- 文書の活用 ……………… 087
- 靴下をはかせる ……………… 091
- まず"スペース"をつくろう ……………… 094
- 病院で亡くなった場合でも、自宅でエンゼルケアができる ……………… 099
- 亡くなった方とご家族への"ねぎらい"の気持ちで ……………… 101
- 異状死扱いになる場合について ……………… 103
- 革皮様化させないひげ剃りの方法 ……………… 115

DVD 〈約 30 分〉

DVD メニュー

エンゼルメイクの手順
- クレンジングマッサージ ... 020
- 蒸しタオル＆乳液による保湿 ... 022
- ファンデーション ... 023
- フェイスパウダー ... 025
- チークカラー ... 026
- アイブロウ ... 027
- アイライン・マスカラ ... 028
- リップカラー ... 029

ケアテクニック
- 目を閉じる ... 041
- 耳に血色を与える ... 047
- 腫瘍・傷のカバー ... 056
- ひげ剃り ... 115

※収録されているデモンストレーションは実施の一例として参考にしてください

装丁・本文デザイン	加藤愛子
表紙・本文イラスト	大高郁子
本文写真・DVD 動画撮影	安部俊太郎
DVD 編集	番園寛也
編集協力	石射弥生
モデル協力	医学書院編集部

■付属 DVD について
- 本製品は DVD-VIDEO 形式です。一般の DVD プレイヤー、あるいは DVD-VIDEO 再生に対応したパーソナルコンピュータなどで見ることが可能です。
- 本製品は書籍の付録のため、ユーザーサポートの対象外とさせていただきます。また、本製品を使用した結果、お客様に直接・間接の損害が生じた場合、その原因にかかわらず、(株)医学書院は一切責任を負いません。何卒ご了承ください。
- 本製品に掲載している動画の著作権は、(株)医学書院または著者に帰属します。その一部、またはすべてを無断で引用、転載、コピー、改変することは禁止されています。

総論

エンゼルケアの意味を考える

　私が主催するエンゼルメイク研究会では、エンゼルメイクとエンゼルケアという言葉を次のように定義し、検討を続けてきました。

＜エンゼルメイク＞
「医療行為による侵襲や病状などによって失われた生前の面影を、可能な範囲で取り戻すために行う、顔の造作を整える作業や保清を含んだ"ケアの一環としての死化粧"。また、グリーフケアの意味合いも併せもち、最期の顔を大切なものと考えたうえで、その人らしい容貌・装いに整えるケア全般のこと」

＜エンゼルケア＞
「エンゼルメイクを含むすべての死後ケア」

　私は、死後の身体変化を知っては驚き、さまざまな事例にドキリとし、胸打たれたりしながら、エンゼルケアの検討を重ね、その成果を雑誌や書籍、そして講演などで伝えてきました。
　その検討活動のおりおりに自らに問うことになったのが、エンゼルケアの目的と意味についてです。"はじめに"でもふれましたが、目的や意味が定まると、それがケアの土台となるので、ぜひ、みなさまもその点に注目していただければと思います。
　以下に、私が考えたエンゼルケアの目的や意味を紹介したいと思います。

エンゼルケアはセルフケアの代理である

「エンゼルケアはセルフケアの代理である」は、ここまで検討を続けてきて、得た結論です。次の①→②→③の流れで考えを整理しました。

①遺体は"人"である

遺体は人である、という考え方は、ご遺体への接し方、ご家族とのコミュニケーションのとり方、遺体変化への対策をする場合の配慮すべき点、慣わしごとをするしないなど、さまざまな判断に影響します。エンゼルケア構築の出発点であり、基盤であるといってもいいでしょう。

ここで、人とは何か、と突き詰めてしまうと話が込み入ってしまいますから、ここでいう「人である」とは、ご遺体を死体、モノとして捉えるのではなく、息は引き取られたけれども○○△△さんという人である、という視点に立つことを意味しています。医師の死亡診定があり、その告知があっても、ご家族など近しい人は、ご遺体を生きているように気遣います。その感覚にもフィットする考え方です。

②人は「セルフケアする存在」であり、
遺体は「まったくセルフケアができない状態」である

看護理論家であるドロセア・オレム（1914-2007）は、人を「セルフケアする存在」とし、病人は「病気によって一部セルフケアできない存在」であるから、そのできない部分を補うことが看護である、としました（『オレム看護論－看護実践における基本概念』医学書院、1995）。これにあてはめると、遺体は「セルフケアをまったくできない状態である」ことになります。

人は、不調のときには身体を休め、元気なときも病気の予防をしたり、

気分よくいるために身体を清潔にし、自分らしくあるためにせっせと身だしなみを整えます。その一切ができない状態にあるのが、亡くなった人なのです。

③セルフケアを代理する

　そう考えると、その人がその人であるために、自分で一切できなくなったセルフケアを「本人の代わりに行うこと」がエンゼルケアだといえます。本人にはできなくなった保清や着替えなど、身だしなみの整えを行う、それを家族が行う、家族とナースが行う。あるいは家族が行うのをナースがサポートする。これは、家族にとってもナースにとっても、自然で納得できる発想です。

　たとえば、何かについて家族間でどうすればよいか意見が大きく分かれ、意向がまとまらないような場面でも、「本人ならどうしてほしいか」という視点で検討していただくと、落としどころが見つかりやすいと思います。

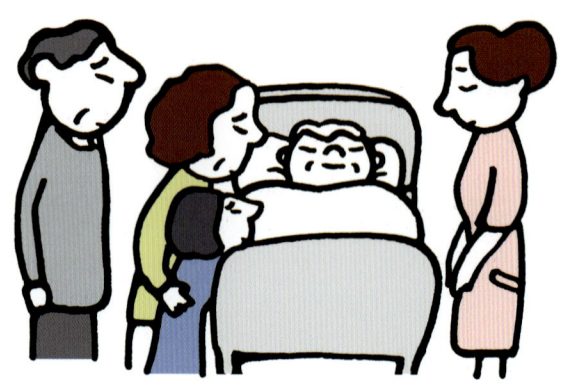

・その人に思いを馳せながら臨終後の時間を過ごす意味

　本人からあらかじめ「こうしてほしい」という意向があれば、そのようにできます。しかし、エンゼルケアの場面について本人の意向が具体的に明らかになっていることは少ないでしょう。ご本人が着せてほしい着物などが準備してあったとしても、エンゼルケアの細かな点まで事前に希望を具体的に残しているケースはほとんどありません。

　そこで、代理をする家族が「きっと、こうしてほしいだろう」「こうしてほしいはずだ」とあれこれ考えを巡らし、さらに「こうするのが○○らしい」「こうもしてあげたい」という思いもあわせて、ケアを行うことになります。

　ある若い女性が亡くなった際、エンゼルケアで彼女の手を組ませることになり、母親は、「この子は、日頃手を組むとき、右親指が上になる組み方だったのか、その逆だったのか、どちらだろう？」と、しばらくの間悩んだそうです。「いつもと違うと気持ち悪いだろうから」と。

　この、亡くなった人のことをあれこれ考え、思いを馳せながら、ふれて、見て、臨終後の時間を過ごすことが、エンゼルケアの「目的」であり、そこに看取りとしての「意味」があると思います。

亡くなった人の権利

　ここで、いわゆる人格権についてふれたいと思います。『広辞苑 第六版』には、人格権とは「人が自己の生命・身体・自由・名誉・プライバシーなどの人格的利益について有する権利」とあります。

　法の専門家によると、亡くなった人の人格権については肯定説と否定説があるそうです。死者の名誉について定めた刑法230条2項や著作者人格権について定めた著作権法（60条他）などの存在から、「人格権は

ある」とする立場があります。しかし、亡くなった人はその権利を行使できず、代わりに誰が行使するのかを定めた条文はありません。ですから、死亡時点で権利能力を失うことにより、「死亡時点で人格権も当然なくなる」と人格権自体を否定する立場もあります。

　ただ、亡くなった人の人格権は否定するが、亡くなった人の名誉等の人格的利益を侵害することによって家族の人格権が侵害される場合はあるとするのが通説的な考え方で、これは家族の人格権を通じて、間接的に亡くなった人の人格権を保障することになるようです。家族の意向に沿うことが重要と考えるエンゼルケアの裏づけともなる話です。

　少子多死社会に突入し、今後、家族がいない（あるいは、いても事情によって看取りができない）人が亡くなるケースがぐっと増えると予想されます。その場合、エンゼルケアはどうなるのでしょう？　家族がいなければ人格権も保障されず、エンゼルケアも行われないのでしょうか。

　その人がその人であるために、家族がいないのなら、ケアする立場の人、あるいは別の誰かがセルフケアの代理をする。どの人にもエンゼルケアが約束されている社会づくりを考えるうえでも、「エンゼルケアは、セルフケアの代理である」という考え方は応用することができると思います。

葬儀社とのつきあい方

　ナースが行うエンゼルケアが葬儀サービスと競合しないかという心配の声も多く聞きます。両者には次のような違いがありますから、日頃から連携のための情報・意見交換を行うことができれば、競合はしないといえます。

1. 目的が違う

　エンゼルケアは、日常的雰囲気のなかで、その人らしくあるための身だしなみの

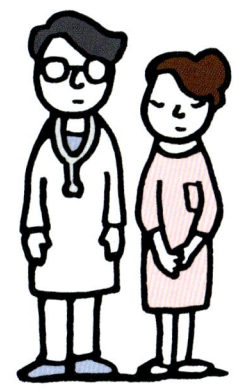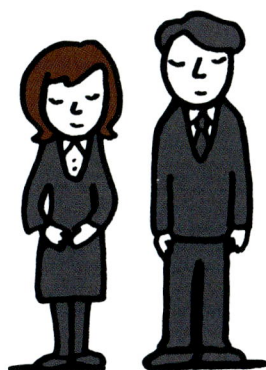

　整えを行い、生から死へ移行する時間を実感しながら過ごす場面のことです。病院で行うなら「退院の準備」、介護関連施設で行うなら「お帰りのための準備」、在宅で行うなら「旅立ちのお支度をする前に普段どおり過ごすための準備」という言い方になると思います。
　葬儀関係サービスでは、御通夜や告別式など、セレモニーに向けた、あの世への旅立ちの準備の一環として、さまざまなサービスが提供されます。
　顔の整えに注目してみると、違いがわかりやすいと思います。
　エンゼルケアにおける顔の整えは、儀式用ではなく、普段のその人らしいお顔になるよう行います。お顔をご覧になるのは、ご家族など近しい方が中心ですから、そのための整えという考え方です。病院でしたら、退院のための顔のメイクとなります。
　一方、葬儀関係サービスにおける顔の整えは、儀式で大勢の人に対面するためのよそゆきのメイクで、出来栄えに重点が置かれることになります。

2. 職業が違う

　エンゼルケアを行うナースなどケアの立場の人は、ケアのプロとして対応し、葬儀関係サービスは葬儀サービスのプロとして対応するわけです。職業が違いますから、当然、視点や考え方も異なってきます。

3. 対応する時間帯が違う

　エンゼルケアは、臨終直後の数時間である場合が多く、葬儀関係サービスは、その後から儀式終了までがほとんどです。ご遺体は、不可逆的に変化していきます。ご遺体の管理についても、早い段階のエンゼルケアで配慮すべきことと、その後の時間帯の葬儀関係サービスで配慮すべきことは違ってきます。

　以上のように、エンゼルケアと葬儀サービスの違いを整理してみると、エンゼルケアが「看取り」、葬儀サービスが「葬送」、を中心としたサポートであることが見えてきます。看取りと葬送が、ご家族にとって少しでも充実の場面になるよう、エンゼルケアから葬儀サービスに確実にバトンを渡す必要があり、そのための情報交換と連携の姿勢が大事なのだと思います。

どの看取りもみながベストを尽くした看取り

　日々看取りを繰り返すなかで、「もっといい対応があるかもしれない」「知識や技術不足のために、十分なケアができないかもしれない」などと不安になることがあるかもしれません。
　私はエンゼルケアの場面は、"とてもよい看取りである""ご家族はベストを尽くした""亡くなった○○さんを、みんなが大切にしている""み

んなが大切に思っていることを確認しあえている""ケアの立場からも、十分に看取りのサポートができている"、そんな思いに満ちている必要があると、検討を通して思うようになりました。

　ご家族にとって、〇〇さんの看取りの時間は、そのとき一回きりでやり直すことができません。ご家族は、そのときにどんなに満足な看取りをしたとしても、喪失の悲嘆ゆえに「あのとき、ああすればよかった」といった後悔の念が溢れでるのを避けられず、人によっては、グリーフワークに何十年もかかることがあるわけです。

　ですから、エンゼルケアにおいては、「自分の手で最後に髪を洗ってあげることができた」「孫の△△が靴下を履かせてあげることができた」など、救いとなるポジティブな印象が残らないと、グリーフワークの足をひっぱりかねません。

　医療者は、つねに問題点を見つけながら次の事態に備えたり、次にいかすために反省点を見出す面があります。たとえば、顔の傷が思うようにカバーできなかったとして、ナースがそのことを残念に思っていると、その残念感がご家族に伝わり、「残念な点があった看取り」という思いがご家族に残ってしまう可能性があります。

　そもそも、ご遺体の変化は抑えきれず、外見の整えにも限界があるわけですから、できないことはできないこととして、反省点や改善点などは、後でカンファレンスを持ち、その時点ではみながベストを尽くしていることをしっかり意識することが、大切なのではないかと思います。

顔のエンゼルメイクの手順

顔のエンゼルメイクの流れ

　基本的な顔のエンゼルメイクの手順とポイントについて解説します。

　全体の流れは、私たちがメイクアップするときとほぼ変わりありません。ここで示したプロセスのすべてを必ず行わなければならないと考えず、状況（時間がとれない、など）によっては途中のプロセスを省略したり、クレンジングマッサージのみにするなどの判断をしてください。

　全体において大事なのは次の点です。

- 死後変化による皮膚の脆弱化や乾燥、蒼白化を念頭に置き、何を目的にしたプロセスなのか意識しながら行う
- ご家族がどのようにご覧になるかを考え、参加しやすいような雰囲気づくりや声かけをする
- その人らしさは、ご家族の記憶のなかにあるので、ご家族に細かに伺いながら進める

1　クレンジングマッサージ　☞ p020

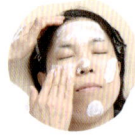

目　的　皮脂タンパクなど、積もった汚れをとる。表情を穏やかにする。
ポイント　皮膚への圧迫や摩擦を最小限にするため、やさしく丁寧な手つきで行う。

2　蒸しタオル　☞ p022

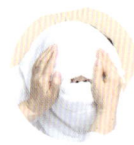

目　的　熱を与え、クレンジング効果を高める。保湿。
ポイント　小鼻や耳の裏など、汚れがとれにくい箇所にもタオルがあたるようにする。闘病への労いの意を込めてお顔を包むようにタオルをあてる。鼻の穴を塞がない。

3　乳液　☞ p022

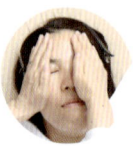

目　的　保湿。ファンデーションのための下地。
ポイント　乳液を馴染ませた手で顔を包み込むようにして皮膚に染み込ませる。耳や首にも忘れずに。

4　ファンデーション　☞ p023

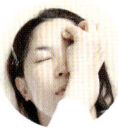

目的　皮膚の乾燥を抑える。変色のカバー。蒼白化のカバーとして血色を補う。
ポイント　カバー力のあるクリームファンデーションを選択。皮膚の上に均等にのせて馴染ませるイメージでつける。指かスポンジ（海綿でもOK）、あるいは両方を使用する。赤のファンデーションを混ぜるか、赤味のあるファンデーションで。

5　フェイスパウダー　☞ p025

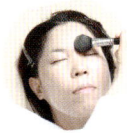

目的　化粧くずれを防ぐベールの役割。マット感を出す。
ポイント　ムラなく均等に、そしてつけ残しのないように、パフかブラシを使用する。顔につける前に、実施者の手の甲などで余分なパウダーを落とす。

6　チークカラー　☞ p026

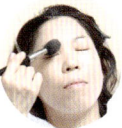

目的　蒼白化のカバーとして血色を補う。
ポイント　耳たぶ、額、まぶた、頬、顎に、血色をプラスする感覚でのせる。パウダー状か練り状のチークカラーを使用。耳たぶは練り状（赤いファンデーションや口紅など）のほうが落ちにくい。

7　アイブロウ　☞ p027

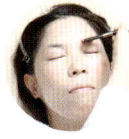

目的　その人らしい表情にする。
ポイント　眉の形はご家族によく確認しながら整える。眉の薄い部分を補ったり、うっすらと描くにはブラウンやグレーのパウダーをブラシにとって行う。事前に綿棒や眉ブラシで毛根部の油分や汚れをぬぐう。

8　アイライン・マスカラ　☞ p028

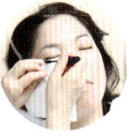

目的　穏やかに目を閉じている印象にする。
ポイント　アイラインは、目尻のみでもよい。細いブラシにブラウンやグレーのパウダーをとってアイラインをひくと自然な印象に。このプロセスは、高齢の男性などにもおすすめ。

9　リップカラー　☞ p029

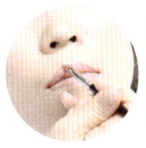

目的　口唇の乾燥を抑える。変色のカバー。その人らしい表情にする。
ポイント　ご家族にパレットから色を選んでいただく。色が決まったら、紅筆に口紅をとり、ご家族にも渡して実施をおすすめする。男性は肌色やベージュ系が基本色。

クレンジングマッサージ

① クリームを塗布します

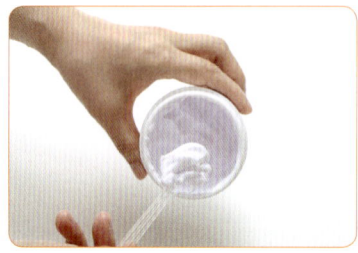

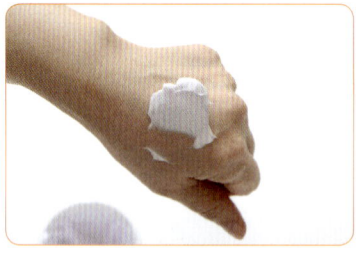

スパチュラ（アイスのスプーンなどでも可）でクリームを適量とる

衛生面を考慮して容器に直接指を入れない

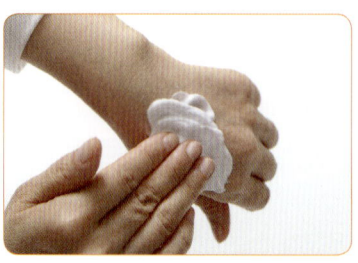

手の甲でクリームをよく温めながら練る

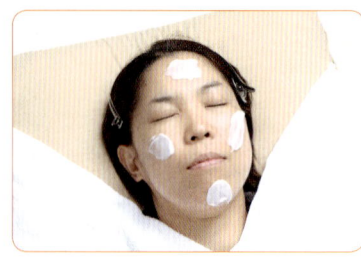

顔にのせていく

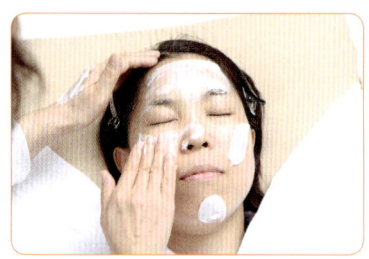

クリームを、ゆっくり螺旋を描きながら、のばしていく。顔だけでなく、首と耳にも忘れずに

② マッサージします

顔全体を筋肉に沿って、やさしくマッサージをする。力を入れず慈しみの気持ちをもってやさしく行う。

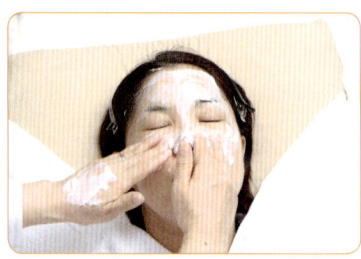

> 首や耳なども忘れずに。これらの部位の
> ケアでメイクの印象がかなり変わる

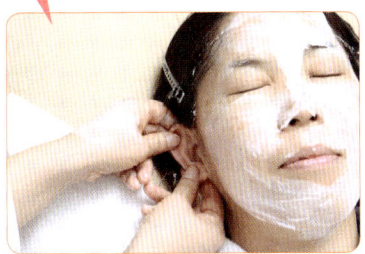

耳の汚れをとる ▼

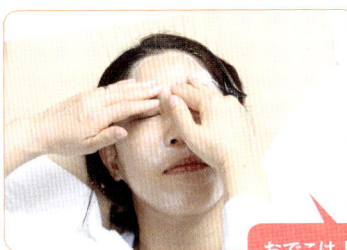

> おでこは上に向かって

おでこ ▼

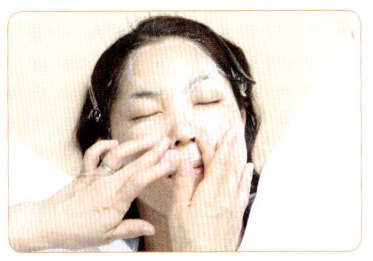

小鼻の汚れを丁寧にとる

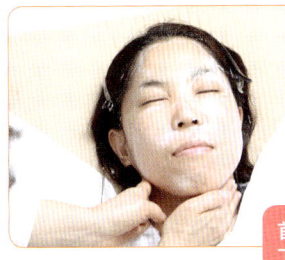

首 ▼

> 首は、上から下に向かってマッサージする。
> 下から上に行うと、水分が顔に
> たまってしまう可能性がある

3 ティッシュペーパーで油分を軽くオフする

皮膚を傷つけないように、油分を
ティッシュペーパーに吸わせるようにする。

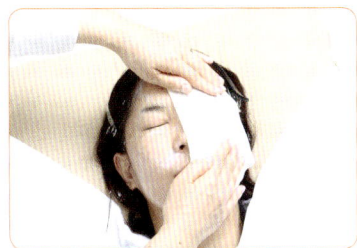

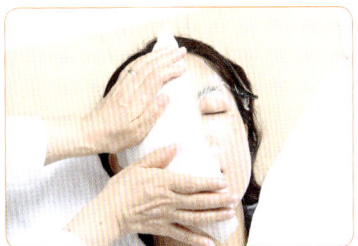

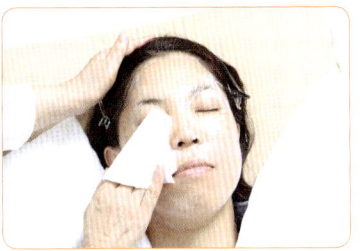

ティッシュで表面の油分を軽くオフする。こするのではなく、やさしく押さえる程度で

顔のエンゼルメイクの手順

蒸しタオル＆乳液による保湿

蒸しタオルは肌を柔らかくし、保湿力を高める効果がある。また、肌に残っている汚れやクリームを取り除くことで、この後のファンデーションのノリもよくなる。耳と首の部分には意外と汚れがたまっているので、丁寧にぬぐう。

① 蒸しタオルでぬぐいます

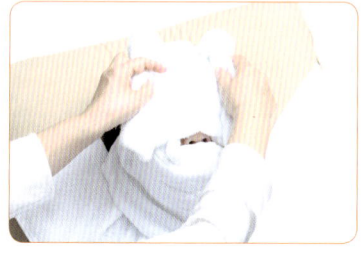

鼻の部分は開けて、顔全体（耳や首も）を蒸しタオルでおおう。全体をやさしく手のひらで押さえる

▼

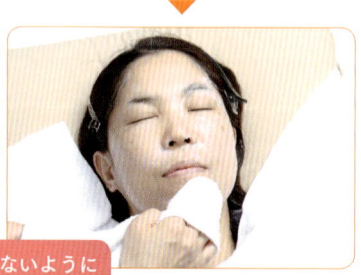

皮膚をこすらないように注意！

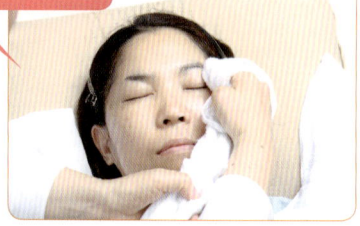

タオルが冷たくなる前に外し、ぬぐっていく

▼

② 乳液を塗ります

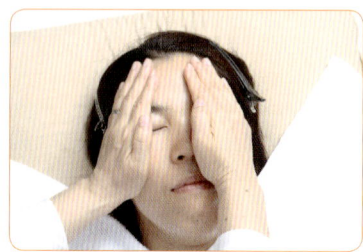

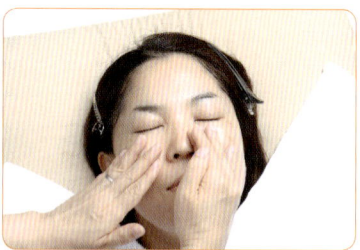

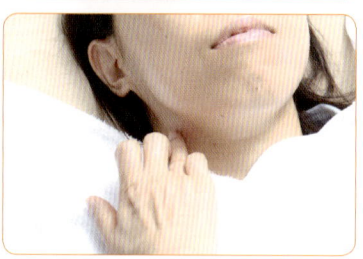

乳液を適量手に取り、手のひらによくなじませ、顔全体にのばす

保湿と下地の目的で行う

ファンデーション

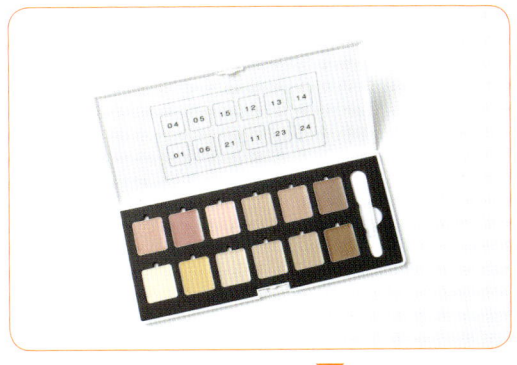

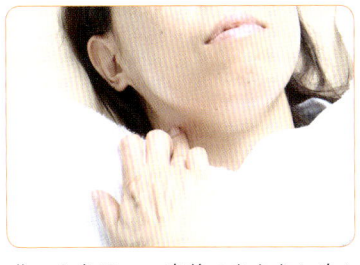

作った色は、一度首のあたりに少し塗って色味を確認する

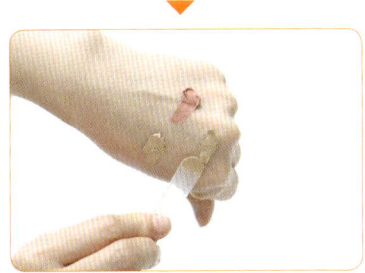

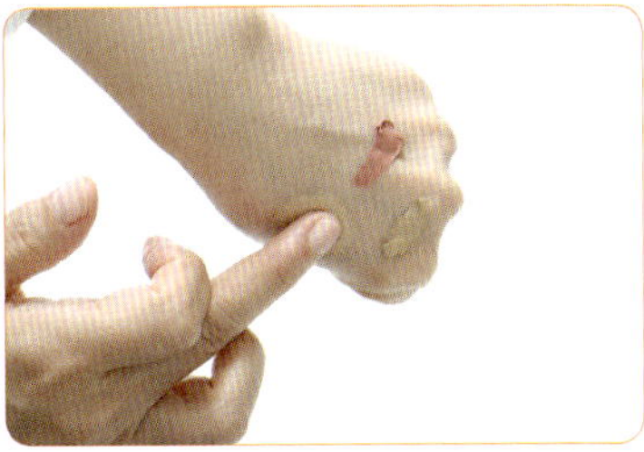

肌に近い色と、必要に応じて調整カラーをスパチュラで手の甲に取り、肌に合った色を作る。分量の目安は米粒大

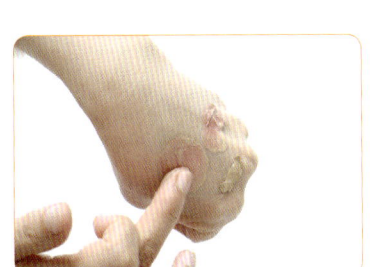

色が決まったら指先をくるくる回しながらよく練る

少し赤みが強いと思うくらいでちょうどいい

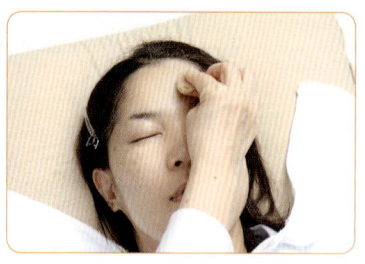

十分に練って照りが出てきたら、スポンジ（海綿、指でも可）に少しずつ取り、顔全体にのばしていく

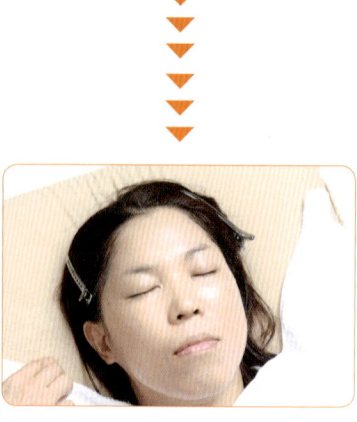

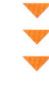

皮膚をあまり引っ張らないよう注意！

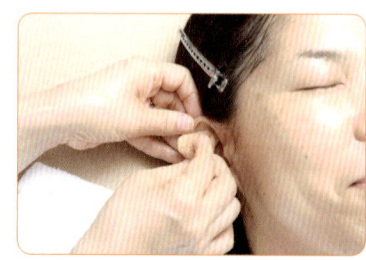

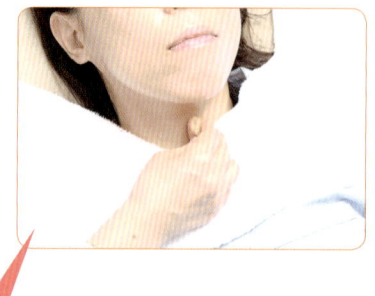

耳、首にもしっかり塗る

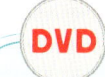

フェイスパウダー

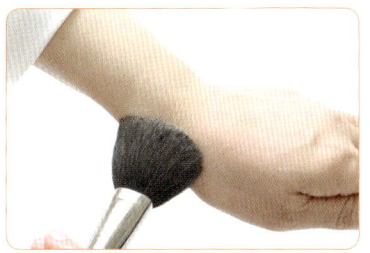

ブラシにパウダーをとる

> ブラシにパウダーがつきすぎていると、塗ったときにムラができてしまうので、手の甲で余分なパウダーを払う

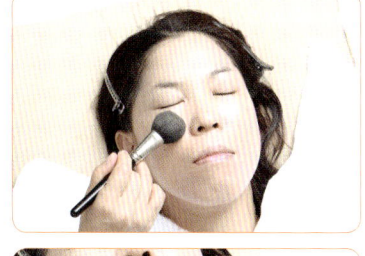

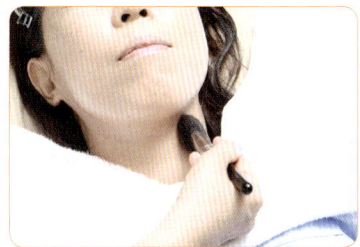

首や耳にも忘れずに

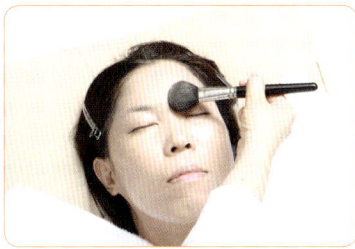

> パフでも可能だが、つけ残しやムラができやすいので、ブラシのほうがおすすめ

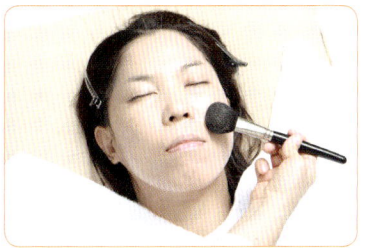

つけ残しがないように、かつ顔全体に均等にのせるようにする

顔のエンゼルメイクの手順　　025

チークカラー

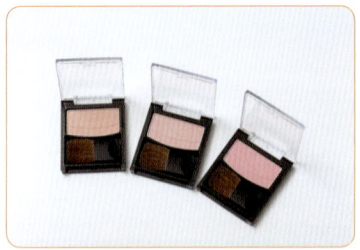

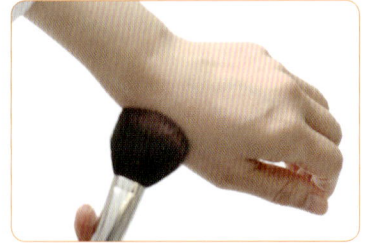

チークカラーをブラシにとり、手の甲で発色を確かめつつ、ブラシに馴染ませる

↓

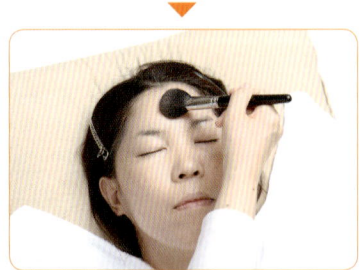

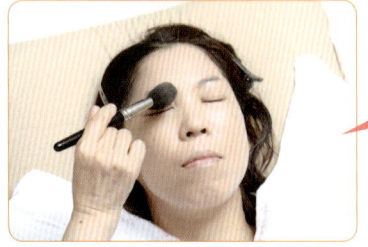

↓

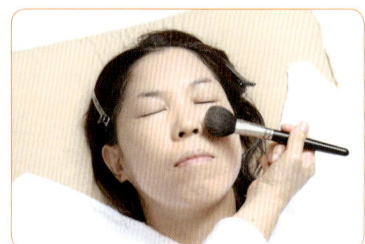

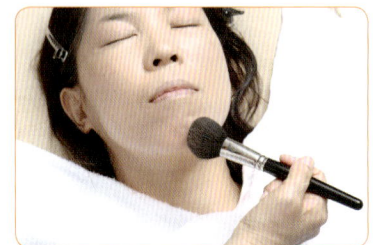

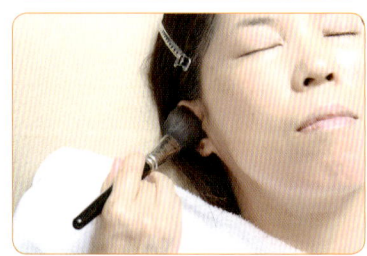

額、まぶた、頬、顎、耳たぶなど顔全体にのせるのがポイント

> るいそう状態の患者さんの場合、まぶたや頬にはチークではなく、ハイライトを入れるのもよい

アイブロウ

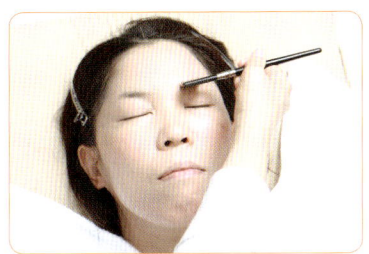

眉ブラシで余分な粉を払ったり、眉の形を整える

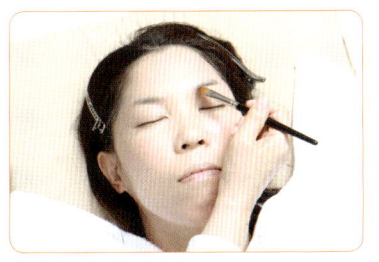

ブラシにカラーパウダー（ブラウン・グレーなど）※を取り、手の甲で発色を確かめたうえで、眉がある人には濃くなりすぎないように、補うように描いていく

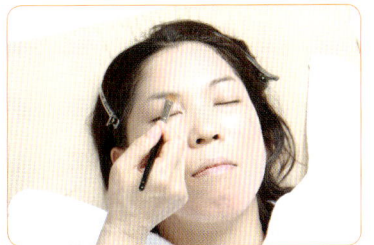

左右のバランスをみながら、少しずつ、ソフトなタッチで書き足していく

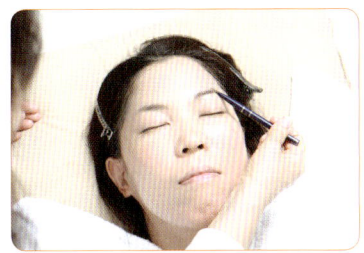

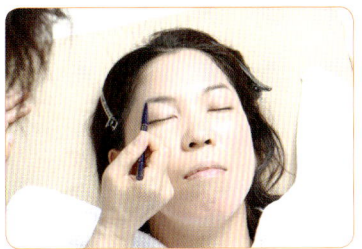

眉尻はアイブロウペンシルで描くとよい

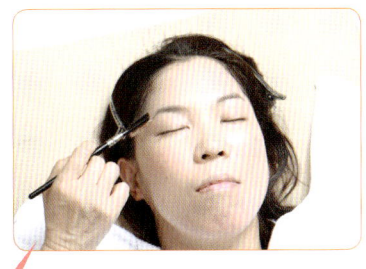

眉がない人の場合は、アイブロウペンシルではなくカラーパウダーをブラシにとってうっすら描くほうが不自然にならない

※パウダーアイシャドウもカラーパウダーに含まれる

DVD アイライン

DVD マスカラ

上のまつ毛にだけマスカラを塗る

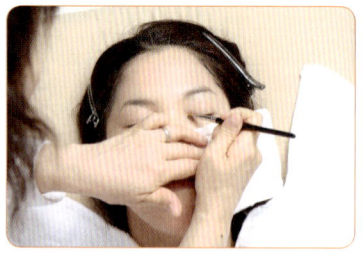

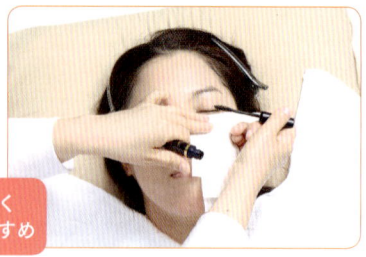

筆にカラーパウダー（ブラック、ブラウン、グレーなど）をとり、まつ毛ギリギリにラインを引く

> 女性だけでなく男性にもおすすめ

下まぶたにマスカラがつかないように、ティッシュペーパーを目の下にあてる

> 高齢者の場合は皮膚にたるみがあり、ペンシルタイプでは描きにくいので筆を使う

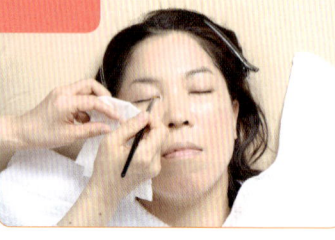

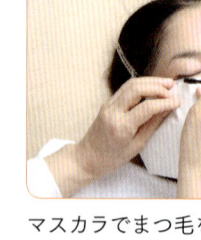

マスカラでまつ毛をはっきりさせることで、目元がはっきりし、穏やかに眠っているような表情になる

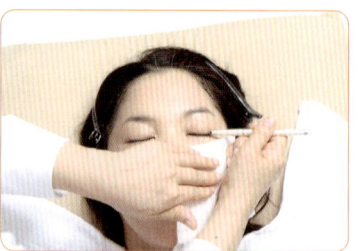

目尻のみペンシルタイプのアイライナーを使い、少し上げ気味のラインを描く

> 目尻にラインを描くことで、気持ちよく眠っているような印象を与えることができる

リップカラー

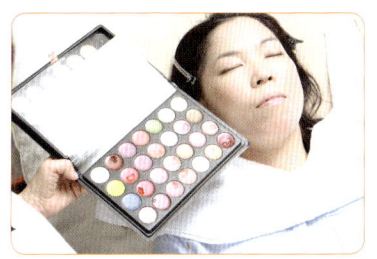

ご家族と相談しながら、ご本人のイメージにあった色を選ぶ

血色を加味した色を選択

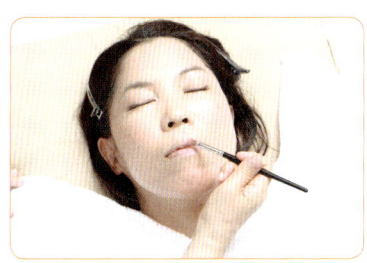

手の甲で色を調整し、口紅を塗っていく

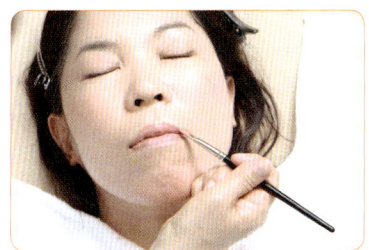

上唇の両脇をインカーブに描き、両端は若干厚めにし、上げ気味にすると、穏やかな印象になる（次頁コラム参照）

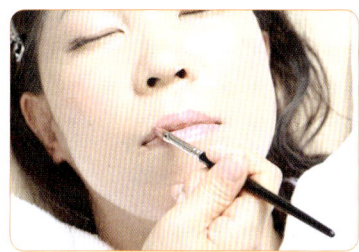

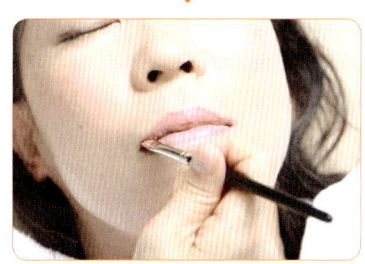

顔のエンゼルメイクの手順　　029

マニキュア

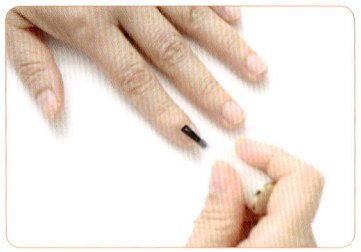

エナメルの量をビン口で調整してから、一度塗りをする

> 《コラム》
>
> ● スマイリングリップ
>
> 　クレンジングマッサージをしたり、血色を補ったりしても、穏やかさが足りないと感じたときは、口紅の描き方を少し工夫してみるといいでしょう。口角が下がっていると、見る人に、不安、不満、悲しみ、苦痛の印象をもたらします。逆に、口角があがっていると、微笑みの表情になり、楽しさ、うれしさ、円満、などの印象を与えます。
>
> 　リップラインを描くときに、口角の部分をほんの少しあげると穏やかな表情になります。また、上唇中央の山の部分はあまり高く描かないようにして、さらに口角に向かって内側にカーブを描くと、より口角の上向きが強調されます。ただ、唇を大幅にはみ出して描くのではなく、ほんの少し意識して厚めに描く程度が自然です。

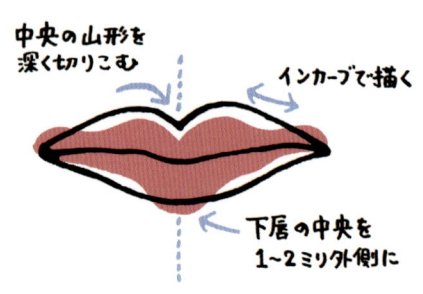

エンゼルケア Q&A

▶「エンゼルメイク」編

エンゼルメイクをするのに、準備しておいたほうがいいものを教えてください

Q これまで、持ち寄りで化粧品などを用意していましたが、マニュアルの見直しとともに、物品も整えようということになりました。まず、何から準備したらいいかを教えてください。

A まずおすすめしたいのは、エンゼルメイク研究会で企画・監修したエンゼルメイクセットです。もともと、エンゼルメイク研究会を発足するきっかけの1つが、質問にあったような持ち寄りの化粧品類でケアする状況をなんとかしたいと考えたことでした。
しかし、現実問題としてエンゼルメイクセットの導入は難しく、さしあたり個々に準備をすすめたい職場も多いことでしょう。最低限、何を揃えておけばよいかというご質問も多く寄せられていますので、それぞれの物品の用途とともに紹介していきます。

これだけは準備してほしいもの

　以下の❶に示した化粧品類は、ご遺体の変化を配慮した基本ラインと考えていいでしょう。まずは、皮膚の汚れをとり、乾燥防止だけでいいという場合でも、クレンジングマッサージクリーム、乳液、リップは最低限必要です。また、肌色のクリームファンデーションや口紅は、2～3色は揃っていたほうが、患者さんの肌色に合った色を選ぶことができます。

ほかに、黄疸の方のカバーのための準備には❷の物品、男性に適したものも揃えるなら❹も、というふうに準備の参考にしてください。
　また、マニキュアは、ご家族が行いやすいため貴重なお看取りの作業になると思います。

❶ご遺体の変化を配慮した基本の化粧品
※状態（皮膚の乾燥・血色を失う蒼白化・皮膚の脆弱化など）を考慮した対応が可能

- カバー力のあるクリームファンデーション（肌色、赤色 or ピンク系）
- やわらかなクレンジングマッサージクリーム
- 乳液
- チークカラー
- 口紅

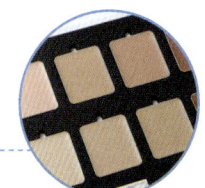

❷黄疸や内出血やくすみなど、肌色のトラブルへの対応

- カバー力のあるクリームファンデーション（黄色、オレンジ色、赤色）

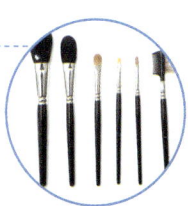

❸穏やかに眠っている表情づくりのために

- マスカラ
- アイライナー
- チークカラー
- アイブロウペンシル
- フェイスパウダー
- ブラシ（太・細）

❹男性にも対応

- ダークな色のクリームファンデーション
- ベージュ系、茶系のリップカラー

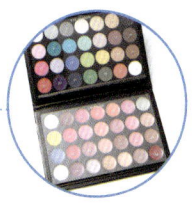

エンゼルメイク道具の目的と効果

エンゼルメイクセットに含まれる化粧品・ケア用品について、それぞれの用途や、選ぶうえでのポイントを紹介していきます。物品選びの参考にしてください。

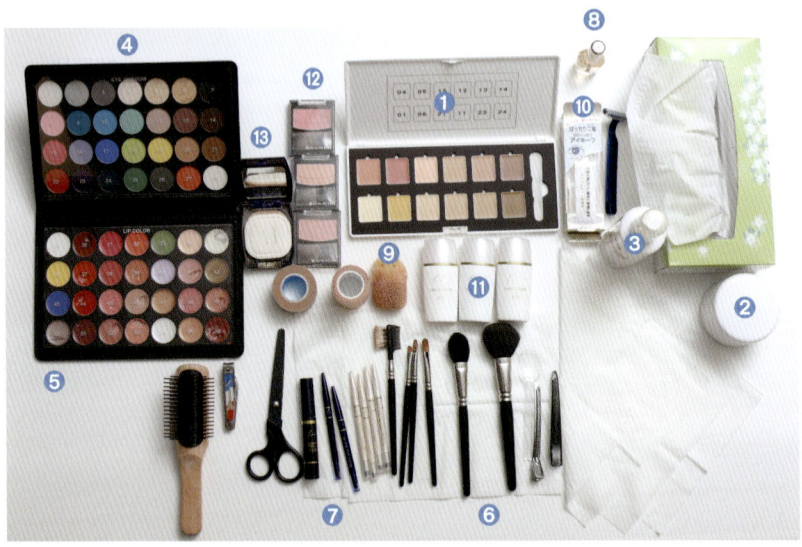

❶クリームファンデーションパレット
基本の肌色数種と、男性用のダーク色、赤とオレンジ、色を調節したりハイライト用に使う白色と黄色などを用意するとケースに応じた色調整ができる。

❷クレンジングマッサージクリーム
クレンジングマッサージクリームと表示されているものがベストだが、クレンジングクリーム、マッサージクリームでの代用も可。香りが立つタイプのものは、穏やかな雰囲気づくりに役立つ。

❸乳液
保湿と下地の役割。化粧水＋クリームを準備するのでもいい。

❹カラーパウダーパレット
カラーパウダーは、アイシャドウ、チークカラー、眉墨、アイライン用などとして活用できる。パレット状のものだと、ご家族に色を選んでもらいやすい。

❺リップカラーパレット
ご家族の声をもとに必要な色を何色か手の甲にとり、混ぜて色をつくる。口紅は、皿に入っているときは強い色でも、実際につけると薄い色になるので、事前に発色を確かめておくといい。

❻ブラシ類
フェイスパウダーやパウダーチーク用の太ブラシ、中太ブラシ、アイカラーや眉用平ブラシ、アイラインなどに使用する細ブラシ、リップブラシなどは、メイクのプロではないナースの技術を大きくサポートしてくれる。随時、消毒用アルコールなどで汚れをとり、清潔に。

❼マスカラ・アイライナー・アイブロウペンシル
ご本人やご家族のものでも可。

❽マニキュア
透明の薄いピンクが、老若男女に使えておすすめ。

❾スポンジ
使用したスポンジは洗って陰干しに。安価のスポンジで使い捨てにしている現場もある。

❿二重まぶた用の糊
まぶたが閉じにくいケースが多い現場では、特に常備しておくといい。

⓫リキッドファンデーション
リキッドファンデーションは、油分が多いタイプなら、クリームファンデーションをつけた上に馴染ませるとしっとりして肌が整う。

⓬チークカラー
パウダー状のチークカラーのほかに、赤のリップカラーで血色を補ってもいい。チークカラーの色は、発色のいいピンクなどより混ざったような色が自然な印象に。

⓭フェイスパウダー
パフでつけてもいいが、ブラシを使うとつけ残しやムラができにくい。

> メイクを始める前に、一式をケースから出し、使いやすいように並べておく。特に1人で行う場合は、最初に並べておくと、まごつかないですむ。ナースが2人の場合は、1人が物品を出し、1人がご家族とともに実施するとスムーズに進めることができる。

ファンデーションのおすすめは
クリームタイプ!?

Q エンゼルメイクをする際、ファンデーションは、クリームタイプがおすすめなんですね。

A ご遺体はとても乾燥しますので、乾燥防止になり、カバー力もあるクリームタイプをおすすめしています。

Q 使い勝手を考えると、リキッドファンデーションやパウダーファンデーションのほうが手軽な感じがするのですが、なぜクリームファンデーションがいいんですか?

A ポイントは油分の量です。
皮膚表面に油膜をつくり、できるだけ乾燥しないようにするため、油分が多いほうがいいんです。クリームタイプは油分がいちばん多く、次に多いのがリキッドファンデーションです。リキッドタイプは油分が多いものから、まったく入っていないオイルフリータイプもありますので、もし使う場合にはチェックしたほうがいいでしょう。
パウダーファンデーションにいたっては、油分がとても少ないので、乾燥防止にならず、場合によっては乾燥を助長してしまいます。ただ、しっかり下地をしてクリームファンデーションを塗った上に、油分の多いリキッドファンデーションを重ねてしっとりさせたり、クリームファンデーションの上にパウダーの代わりにパウダーファンデーションを使ったりすることはできます。

クリームファンデーションの上手な使い方

　クリームファンデーションは、リキッドファンデーションやパウダーファンデーションに比べると、使い方が難しいという声があります。よくやってしまうのが、クリームファンデーションをいきなり顔にのせることです。そこから全体にのばそうというわけですが、ご遺体の皮膚はとてもデリケートになっていますから、この方法は皮膚に負担がかかり、おすすめできません。また、その方法では塗りムラもできやすいです。

　基本的にクリームファンデーションは、含まれている油分によって固まりやすくなっています。固まった状態のままでは塗りにくいので、まず自分の手の甲に少しとり（エンゼルメイクセット内のクリームファンデーションなら、お一人に米粒大くらいで十分。ファンデーションの量が多すぎると、塗りムラができるなど失敗するケースが多い）、テリが出るくらい指でよく練って油分を溶かし、十分にやわらかくします。肌になじみやすい状態にしてからお顔にのせるというイメージです。

　塗り方も、肌の上に均等にのせていくという感じです。もし、肌にのせたファンデーションをのばす必要を感じた場合は、長い距離をのばすと皮膚に負担がかかり、ムラになりやすいですから、ほんのちょっと短い距離をのばすような手つきで行うといいでしょう。

　なお、ファンデーションはスポンジや手でつけてもいいですし、私はデモンストレーションの際には、海綿を使っています。

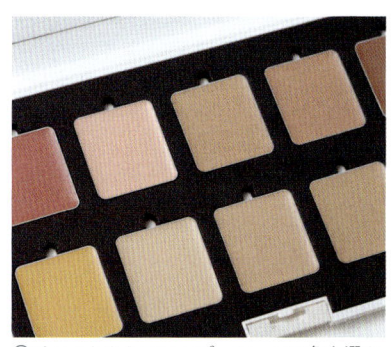

①パレットからファンデーションの色を選ぶ　　②手の甲に米粒大とる。色は複数色を混ぜ合わせる

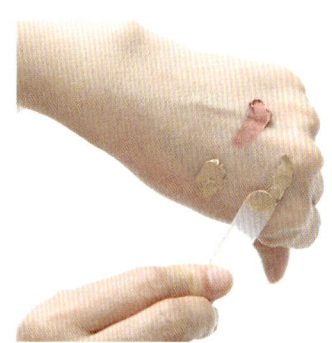

ファンデーション　　037

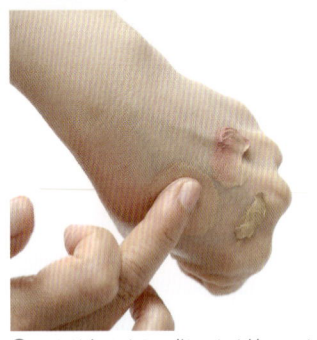

③テリが出るくらい指でよく練ってやわらかくする

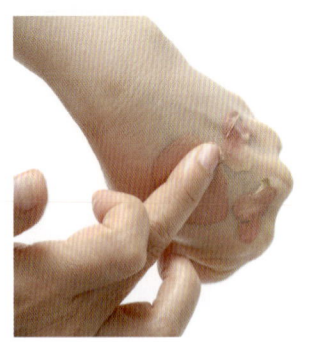

④色味は赤すぎるくらいでちょうどいい

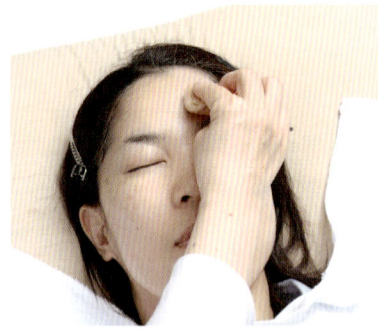

⑤のばすのではなく、肌の上にのせていく感じで

もっと知りたい！

在宅で顔のエンゼルメイクをする場合は、患者さんの使っていた道具でやればいいですよね？

生前に使われていたものですから、その人らしいものが揃っている点ではいいのですが、あくまでも元気なときに使っていたものですよね。ファンデーションも、リキッドやパウダータイプである場合が多いので、ご遺体にとって大事な乾燥防止や、肌色の変化をカバーできないことが考えられます。ですから、クレンジングマッサージクリームとファンデーションなどは、エンゼルメイク用のものをあらかじめ準備しておいたほうがいいと思います。

《コラム》

●事前にメイクの練習をしよう

エンゼルメイクはスタッフ同士で練習をしておくことをおすすめします。

いきなり"本番"で患者さんに行うのは、手技的に難しいですし、なにより緊張します。それに、自分のメイクが上手な人が、人に行うのも上手とは限りません。

「自分にやるのとは、全然違った」という声もよく聞きます。練習をしてみると、「こんなふうに違うんだ」という感覚や、使う化粧品の性状などもわかると思いますので、ぜひスタッフ同士でメイクの練習に取り組んでみてください。

また、エンゼルメイク研修を実施したところ、練習をする相手の顔のイメージを考えたり、クレンジングマッサージで直接肌に触れることで、スタッフ間の関係が良くなったという病院もあります。

眼窩が落ちくぼんでいる方の閉眼、どうしたらいい？

Q エンゼルケア時に、どういう方が目が落ちくぼんでいるんでしょうか？

A るいそうの一部としてくぼんでいる方、高齢の方、体内の水分が少ない状態にある方などですね。
目のあたりは、お顔の印象を大きく左右する部分でもありますし、落ちくぼんでいると気になりますよね。眼窩が落ちくぼむだけでなく、眼球自体が小さくなっているケースもあるようです。

Q どんな対処法があるんでしょうか？

A これまでは、綿を入れてふくらみをもたせることが多かったのですが、エンゼルメイク研究会としては、それは積極的に行わなくてもいいのかなと思っています。なぜかというと、綿で自然なふくらみをもたせるのはなかなか難しく、特にお年寄りなどは、まぶたが薄くなっている場合が多く、入れた綿によってまぶたの表面がでこぼこしてしまうこともあるからです。

Q 綿を入れるのは、なんだか痛そうな気もします。

A 「目の中に綿を入れるなんて、そんな痛そうなことしないでほしい」とおっしゃるご家族もいます。ですから、ご家族が「どうにかしてふっくらさせてほしい」というご希望なら、方法のひ

とつとして綿を入れることもできると案内するくらいがいいと思います。

　過去に出版された看護の本のなかには、まぶたが自然に閉じないとき、"ガーゼかティッシュを小さく切ってまぶたの内側に挟むようにして入れて、摩擦を利用して閉じる"という方法が紹介されていました。この方法も、目の中に物を入れるわけですから、ご家族が痛そうと感じる可能性がありますし、まぶたの自然なふくらみが損なわれる場合もありますから、最初に施す対応法とはしないほうがいいと思います。

まぶたを閉じるための方法

◎二重まぶた用の糊

　私がまぶたを閉じるための方法としておすすめしているのは、二重まぶた用の糊を使う方法です。扱いやすいですし、一度やってうまくいかなかった場合に、やり直すこともできます。柔軟性があり、まぶたを密着させた後、時間の経過にともなってご遺体が変化していっても、ひきつれる心配がありません。

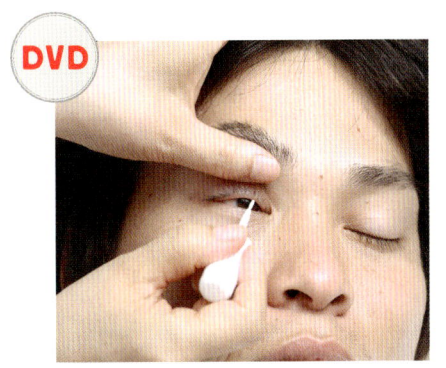

①最初に、上まぶたのきわに塗り、続いて下まぶたのきわに塗ります。

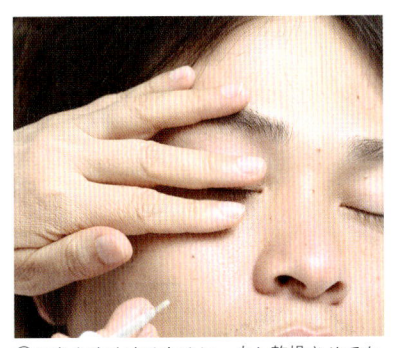

②つきやすくするために、少し乾燥させてからまぶたを閉じ、さらに目の上からやさしく押さえます。

◎マッサージ

　クリームを使ってお顔をマッサージする際に、上からやさしく、まぶたが閉じる方向にマッサージしてみるのもおすすめです。このときも、無理やり閉じるようなことはしないで、やさしくなでる程度にしましょう。それでも閉じない場合は、葬儀社の方に委ねる方向で考えます。

　長期臥床していた方の場合、顔面部分の皮膚が後頭部方向にずれているためにまぶたが閉じづらくなっていると考えることもできますので、後頭部方向から顔面方向に皮膚を戻すような手つきでマッサージする方法を提案している方もいます。ご遺体の皮膚は弱く、場合によっては少しの力で傷ついてしまうおそれがありますので、実施する際には注意が必要です。

　私は、無理矢理まぶたを閉じたり、ふっくらさせるのではなく、あるがままに、クレンジングマッサージでお顔の汚れをとって差し上げるだけでいいのではないかと思います。まぶたが閉じない場合、眼球は急速に乾燥しますので、その際は、眼球の露出部分に直接ワセリンやオリーブオイルなどの油分を塗って、乾燥を抑えるようにしてください。

　また、エンゼルケアの段階で、眼への対応として忘れてはならないのは、臭気が発生しないように、できる範囲で眼内の分泌物を綿棒やガーゼなどでぬぐって保清することです。

もっと知りたい！

> ご家族が、「どうしても眼を閉じてほしい」と希望する場合はどうしましょう？

「葬儀社の方にご相談ください」と申し上げるのがいいと思います。葬儀社の方々は、ご遺体を修復する技術と連携するなど関連情報を持っていますので、そちらにお任せするのがいいと思います。エンゼルケアは、臨終直後の貴重なかぎりある時間帯と考え、眼の対応だけに時間をかけて、保清や着替えなどの時間がなくなってしまうという事態にならないような配慮も大事です。

《コラム》

●療養中の患者さんにも、クレンジングマッサージはおすすめ

エンゼルメイク時に顔のクレンジング・マッサージを実施したところ、お顔が穏やかになったと同時に汚れもとれることを実感したある病棟では、洗顔ができない状態の療養中の患者さんにも行うようになったそうです。すると、患者さん自身もマッサージ自体が気持ちよく、また、蒸しタオルではとれなかった汚れもとれると好評だそうです。

療養中の患者さんも、顔だけは終始露出しており、空調にさらされ、埃と皮脂などの汚れが積もりやすい状態ですから、蒸しタオルだけではとりきれない汚れが溜まっているものです。

ラベンダーなどの香りが立つタイプのクリームを使用すれば、アロマ効果も期待できます。面会にいらしたご家族が希望する場合などは、ご家族が行えるようにサポートするのもいいでしょう。

また、手や足も、クリームを使ってクレンジングマッサージをし、その後に手浴・足浴などを行うのもおすすめです。

男性のメイクに抵抗感があるご家族がいます

Q 特に、高齢の男性にメイクをしようとすると、抵抗を感じられるご家族がいます。

A "顔のエンゼルメイク"は、女性が普段に行うお化粧とは違う意味があります。
これは飾るための"メイクアップ"ではなく、
❶ どうしても起きてしまう死後の変化をカバーし、穏やかな印象に近づけたり、生前の"その人らしさ"を取り戻す
❷ 「乾燥」を防ぐ
という2つの意味があります。ご家族に目的を説明してみてください。

Q なるほど。具体的には、女性に対するメイクと、どう違うのでしょうか？

A あくまでも、その人らしく自然に見えるようにするのが重要です。
詳細は後述しますが、ファンデーションや口紅の色の選び方や、スキンケアの方法などに、男性ならではのポイントがいくつかあります。

"その人らしさ"を保つ

性別を問わず、死後の変化は起こります。顔周辺の変化でいえば、「蒼

白化」や「乾燥」などがあります。そのため、生前の面影が失われてしまうため、エンゼルメイクをするわけです。"その人らしさ"を保つことが第一義ですから、ご家族に「〇〇さんは、どのような唇の色でしたか？」などとお聞きしながら、一緒にメイクしてみてください。

男性ならではのメイク法

　顔のエンゼルメイクをしたことで、"その人らしさ"が失われてしまったのでは本末転倒です。普段お化粧をしない男性が、自然に見えるような工夫が必要です。

◎スキンケアを十分に行う

　いちばん重要なのは「スキンケア」です。男性の皮膚は、一般的に「油分が多くて、水分が少ない」ため汚れやすく、皮脂が溜まっていたり、お顔も汚れていることが多いので、スキンケアは念入りに行いましょう。また、日ごろの「髭剃り」の影響で、皮膚が傷んでいる方も少なくありません。よくクレンジングマッサージをして、毛穴に詰まった汚れや皮脂を取ってあげてください。スキンケア後は乾燥しやすくなりますので、化粧水やクリームなどで整えることも忘れずに。

　肌さえ整っていれば、ファンデーションも少量ですみ、うっすらと均等にのびます。すると、いかにも「塗りました」という不自然な感じにならずにすみます。

◎ファンデーションの色は"ダーク"な色

　男性には、ダークな色のファンデーションを使うと、より自然です。色白の男性ももちろんいますが、ファンデーションは時間が経つにつれて、白っぽく変化していきます。女性は多少白くなってもそれほど違和感はないのですが、男性の場合は違和感につながるおそれがありますので、最初から少し濃い目のものをつけておくと安心です。また、使用するのは

保湿力の高いクリームタイプのファンデーションがおすすめです。

◎口紅は茶系やベージュ系

　普段から血色のよかった方は、意外と赤い唇のほうが"その人らしい"ということもありますので、ご家族に「こんな色ですか？」と聞きながら行うのがよいでしょう。

◎チークは、鼻以外の全体に入れる

　チークの意味は、顔全体に"血色"を補うことです。チークは、女性が行う普段のメイクのように"頬だけ"丸く強く入れてしまうと不自然な印象になりますから、鼻以外の全体（額、まぶた、頬、顎先、耳）に入れてあげてください（鼻に入れると、酔っ払っているように見えるので要注意です）。

男性の顔のエンゼルメイクのポイント

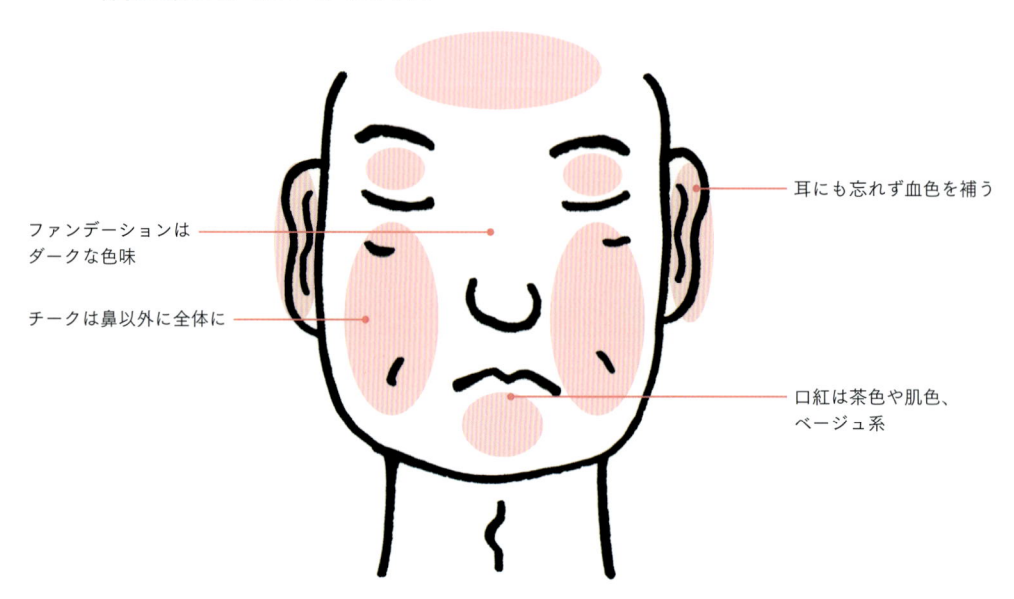

- ファンデーションはダークな色味
- チークは鼻以外に全体に
- 耳にも忘れず血色を補う
- 口紅は茶色や肌色、ベージュ系

「エンゼルメイク」編

◎「耳」も忘れずメイク

「耳」は忘れられがちですが、生きているときは、実は血色のある部位です。赤い口紅をのばしてつけると、生き生きと穏やかな感じになります。

いずれも、"少し濃い目"にするくらいがよいでしょう。時間とともに馴染み、自然になっていきます。

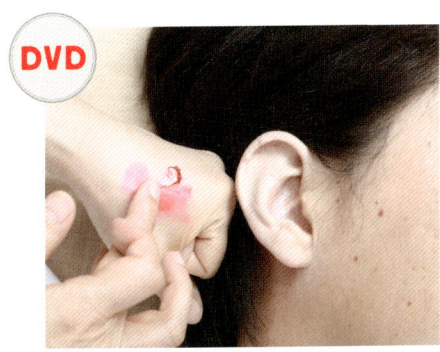

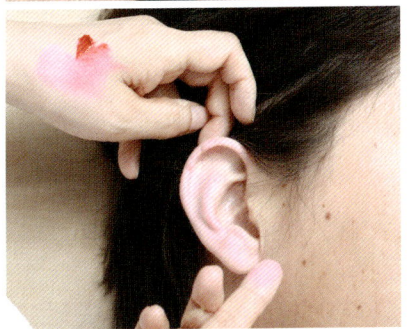

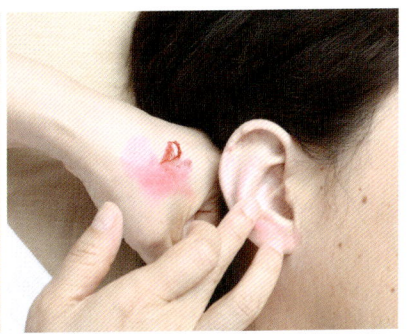

カラーパレットから赤系の口紅を手の甲にとり、指先でよく練ってから、耳全体に塗ります。耳は思ったより血色のいい場所ですので、蒼白化が目立ちます。そこに血色を補うと、穏やかで安らかな印象になります。塗るのをご家族に行っていただくのもいいでしょう。

《コラム》

●「化粧くずれ」への対応

エンゼルメイク専用のものではない一般的な化粧品では、「化粧くずれ」が心配されます。くずれないようにするのは難しいですし、くずれを意識してメイクを濃くすると不自然になりますから、「くずれてきたら、直してあげてくださいね」とご家族に伝えましょう。

口紅や眉墨などは、生前にご本人が使っていたものでかまいません。ただしファンデーションだけは、クリームタイプのものを看護師が準備しておくとよいでしょう。

▶「エンゼルケアのテクニック」編

顔の汚れはお尻用洗浄剤で拭くとよくとれる、と教えられたのですが…

Q ある上司から、顔面の汚れはお尻用の薬用洗浄剤を使うときれいに落ちると教えてもらったのですが、その方法は有効でしょうか?

A お尻用の薬用洗浄剤は、お尻を拭くものであって、本来、顔に使うものではないので、印象としてはあまりよくないですよね。

Q ご家族のことを思うと気になってしまって…。

A お尻に使うものを顔に使うというのは、家族は気づかないからいいだろう、もう亡くなっているからいいだろう、と思っているように受け取られかねません。
こういう行為への疑問も、遺体を大切にすることにつながるのだと思います。

ポイント!
生前と同様の対応を心がける

　亡くなった方へのケアとして、存命中には行っていなかったことをされることに、苦痛を感じるご家族もいらっしゃいます。
　今回のお尋ねに近い話として、「シャンプーの際に、頭の下に紙オムツを敷く」ことがあります(以前、エンゼルケア時のシャンプーに紙オムツを使用したことに対し、尊厳が守られていないと感じた家族が、新

聞に投書したことがありました）。これは、「お尻用の洗浄剤で顔を拭く」こととどのような違いがあるでしょうか、2つの点から考えてみましょう。

　1点めは、紙オムツはもともと療養中も、洗髪や汚れを落とす際などに水分を受けるため、用途以外の使い方をします。お尻の薬用洗浄剤は、生きているときには、顔を洗うために絶対使いませんよね。

　もう1点は、成分や効果という点からみても疑問があります。確かにお尻用洗浄剤は、お尻の汚れはとれますし、肌を傷めず、皮脂などもすごくとれやすいのですが、顔面の汚れは、お尻の汚れと違い、皮脂タンパクが中心で、質が違います。また、泡かスプレーを濡れティッシュなどにつけて拭くという使い方をするものが多いようですが、その方法自体が顔の皮膚を傷めるおそれがあります。

ポイント！
マッサージできるクリームで汚れを落とす

　顔の汚れを落とすには、クリームを使用したクレンジングマッサージをおすすめしています。汚れを落とすと同時に、お顔の表情が穏やかになる効果もあります。マッサージの手順は、p.20に示しています。

　また、クリームは固形なので、皮膚の上にとどまります。「顔の汚れを落とすなら、オイルクレンジングやメイク落としではだめですか？」という質問も多くありますが、それらは肌にとどまらないので、マッサージには向いていません。

　ご遺体の肌は、とても傷みやすいです。皮膚は、生きているときはいろいろな機能を果たすために弾力を保っていますが、亡くなって循環が止まり、水分の補給もなくなり、自力での保湿ができなくなると、乾燥し、急激に衰えていきます。

　ひげ剃りによる革皮様化（→p.115）も、そのような変化が原因です。なるべく、刺激の少ない方法でのエンゼルケアを心がけてください。

黄疸の方の肌の色の変化、どうカバーすればいいですか？

Q 黄疸の方への対処法については、質問が多いとお聞きしました。亡くなった後に、何か特徴的な変化があるんですか？

A 必ずといっていいぐらい、肌の色が変化します。
色味としてはまずは淡い緑色になります。それも、一様に変化するのではなく、たとえば、お顔であれば、眉毛はほとんどなかったのに、眉毛が浮き出たように色が変化したり、ひげやうぶ毛を剃った口の周りが、輪っかのように浮き出てきたりもします。

Q 同じ顔面でも変化に差があるんですね。

A それも、亡くなってすぐではなく、目安として死後24時間から36時間ほど経ったころ、つまり、病院でしたら退院し、家に戻られてから肌色が変化するので、ご家族がびっくりしてしまいます。また、死後36時間から48時間ほど経つと、今度は、緑色に灰色も混じったような色に変わっていきます。患者さんに黄疸が出ていた場合は、ご家族に時間の経過とともに肌色の変化があるであろうことをお伝えしておくことが必要だと思います。

黄疸の色の変化

　肌色の変化はおもに黄疸をもたらしているビリルビン色素の酸化によって生じます。

色の変化が一様でないうえに、時間が経ってから出てくることを意識して、黄疸の出ている方のメイクを行います。
　また、黄疸は全身に出るものなので、色の変化も顔だけではなく全身に見られます。ただし、メイクでカバーするのは人目に触れる可能性がある部分、つまりお顔、耳、手などだけでいいと思います。

ポイント！
真っ黄色のファンデーションを使う

　黄疸の方の場合は、黄色いファンデーション、それも、できれば真っ黄色のファンデーションを使うと、自然にカバーできます。黄色のファンデーションを下地に塗って、その上に肌色のファンデーションを重ねるか、あるいは、肌色のファンデーションに黄色いファンデーションを混ぜて全体になじませるという方法でもいいでしょう。
　普段、私たちがメイクに使う黄色のファンデーションは、薄いクリーム色が多いと思うのですが、それではカバーしきれません。黄色系のファンデーションではなく、望ましいのは、下の写真にあるような、真っ黄色のものなのです（写真、下段のまん中）。さらに、黄疸によっては、黄色にとどまらず、濃い土色のようになっている場合もあります。そういう方の場合は、オレンジ系のファンデーション（写真の左上）を、黄色のファンデーションと同じく、下地か、肌色と混ぜて使うといいでしょう。

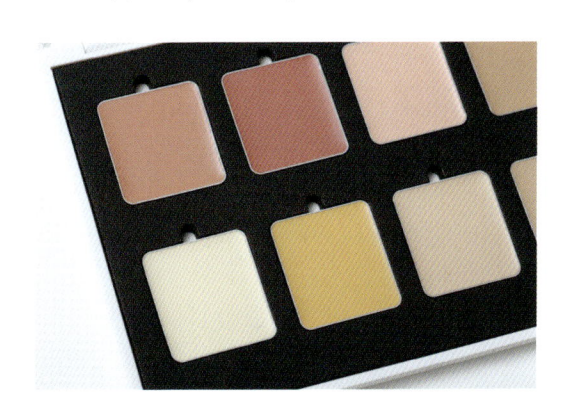

ファンデーションの入手方法

　真っ黄色にしても、オレンジ系のファンデーションにしても、ドラッグストアや街の化粧品店では見かけないと思います。どちらの色もエンゼルメイク研究会が企画・監修したエンゼルメイクセットには入れてあるので、それをお使いいただくとスムーズに対応できると思います。

　セットでの導入が難しい場合は、手に入る範囲で、できるだけ近い色を選んでください。売られている状態、つまりパレットに固まっている時点では濃く見えても、実際つけてみると薄づきという場合もあるので、売り場にサンプルがあれば、試しに、いろいろ肌に塗ってみることをおすすめします。そのなかで、いちばん黄色やオレンジ色が肌にしっかりつくものを選んでください。

　エンゼルメイクセットの提供元であるマーシュ・フィールド株式会社のホームページ（http://www.marsh-f.co.jp/）なども参考になるかもしれません。

《コラム》

●エンゼルメイクについて事前に知っていただくために

　患者さん本人やご家族が、あらかじめエンゼルメイクの存在を知っていれば、事前にご本人の希望を伺ったり、ご家族が準備をしたりすることも可能になります。

　「エンゼルメイクのことをもっと早くに知って、祖母のときにやってあげたかった」というお手紙をいただいたこともあります。

　やはり、今後は、そのときになってからではなく、事前にエンゼルメイクの存在を知っていただくのが望ましいと思います。エンゼルメイク研究会の協力病院である榛原総合病院では、地域のみなさまを対象に講座を開き、エンゼルメイクについて伝えるとともに、参加した方たちから意見をいただき、とてもいい交流の場になっているそうです。病院や関連施設、訪問看護ステーションなどが、地域の人たちにエンゼルメイクのみならず、ナース発信のさまざまな情報を提供していく機会を持つのも重要なのではないかと思います。

・**ケアの現場で、ご家族に説明するタイミング**

　ケアの現場で、エンゼルメイクを本人やご家族に事前に説明するタイミングとしては、次のような方法が考えられます。

　最近はケアの現場において、さまざまな承諾書にサインしていただくことが多くなっていて、万が一の場合として、死後ケアの実施と、そのコスト請求についての承諾を得ているという話も聞くようになりました。その承諾を受けるときに、エンゼルメイクの説明も行うという方法です。

　また、担当医から容態についての説明が行われるときです。

　あるいは、亡くなってから着替える衣類の準備について声をかける際に、エンゼルメイクについての説明を加えるというのもよいのではないでしょうか。

病理解剖後の縫合部が気になります…

Q 病理解剖後の縫合部が気になるのですが、いい対応はないでしょうか？

A 縫合部を目立たなくするために、肌色テープを貼ったりガーゼを当てたりした上に、フィルム剤などでしっかり保護する対応をおすすめします。フィルム剤で保護した上に肌色のテープという順番でもいいでしょう。

Q フィルム剤は、何のために貼るのでしょうか？

A ひとつは、縫合部表面の乾燥防止です。ご遺体はもともと乾燥傾向にありますが、解剖を終えた後は、中に紙類や綿などを詰める場合が多いので、さらに乾燥しやすい状態になります。乾燥が進むと、皮膚表面が失われている部分などは、外気にふれることで急激に変色、硬化、収縮が進みます。縫合しても、その部分は他の皮膚に比べて変化しやすい箇所といえますから、外気を遮断します。

　それと、縫合しても、傷口は生体のときのように組織の生着が進まないため、縫合を補強する意味でも、テープやフィルム剤での保護が望ましいと思います。

> **ポイント！**
> # 痛々しくない印象を目指す

　縫合部を何でおおうかですが、肌色のテープが目立たなくていいという声、あるいは、白いガーゼのほうが手当てがしっかりしてある感じでいいという声もあります。いずれにしても、痛々しくない印象にすることがポイントだと思いますので、どちらにするかは職場で検討してください。

　また、縫合部から滲出液などが漏れるのではないかと心配される声もあります。

　身体の後面に縫合部がある場合は、重力の関係でそこから滲出液が漏れやすいことになりますが、病理解剖時の皮膚切開の多くは身体の前面部ですから、漏れのリスクは低いと考えられます。また、病理解剖を受けた方は、受けない方に比べて、腐敗をもたらす菌が多く存在する胃腸などの臓器が取り出されるため腐敗進行は緩慢になりますので、腐敗による内圧が高まり、体液が漏れ出る心配も少ないと思われます。

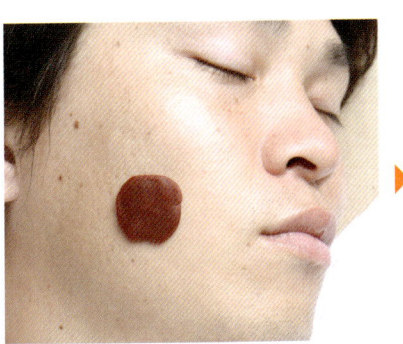

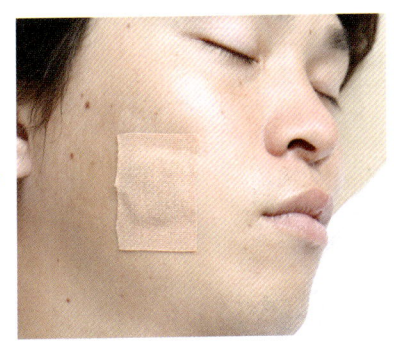

腫瘍や傷などが目立つ場所にある場合は、テープやフィルム剤でカバーする
（方法については次頁を参照）

腫瘍・傷のカバー

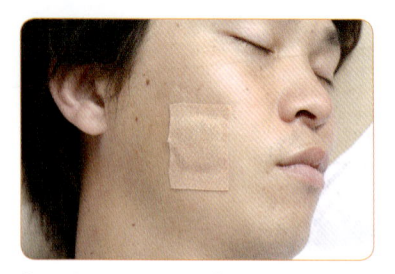

傷が大きく、テープが複数枚必要な場合、重ならないように貼る

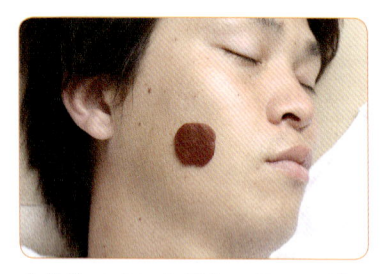

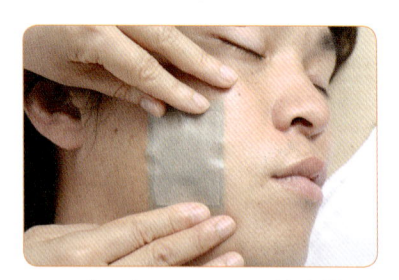

全体をスキンケアし、ファンデーションを塗る（傷のカバー後に行ってもよい）

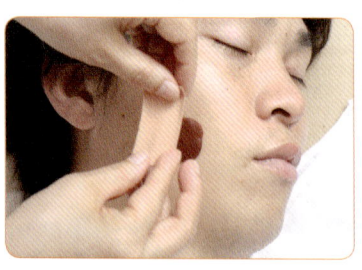

テープの上にフィルム材を貼る。フィルム材は外気を遮断し、浸出液などの漏れを予防する

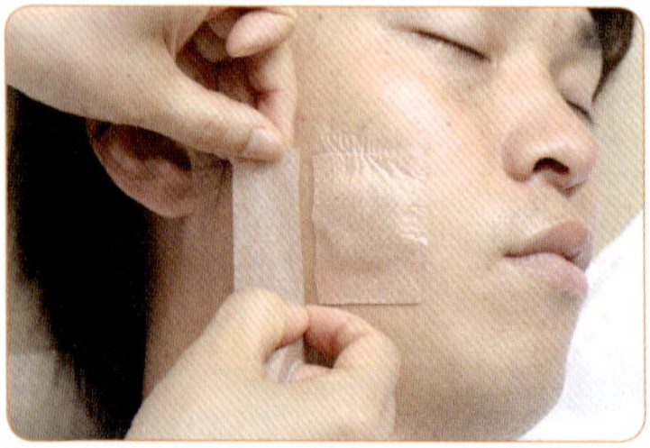

カバーしたい箇所に肌色のテープを貼る（100円均一ショップなどで売っているテーピング用のものが色の調整面で適している）

フィルム材だけではファンデーションがのりづらく、肌の色が出しにくいため、フィルム材の上に肌色のメディカルテープを貼る

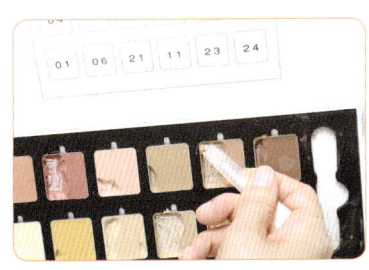

周りの肌に合わせた色のファンデーションを選ぶ

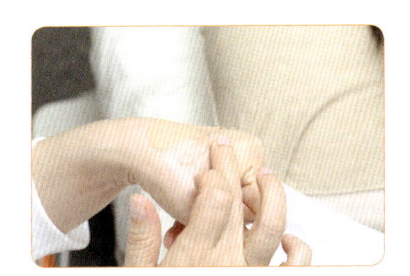

手の甲でよく混ぜ合わせる

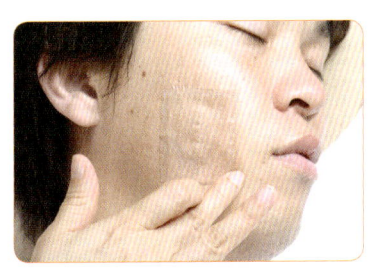

指先などでなじませていく。特に皮膚との境目は念入りになじませる

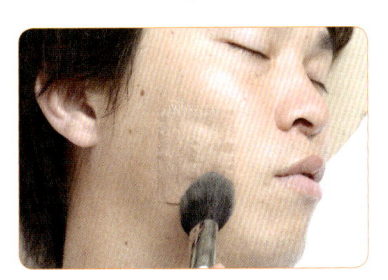

ブラシで仕上げる

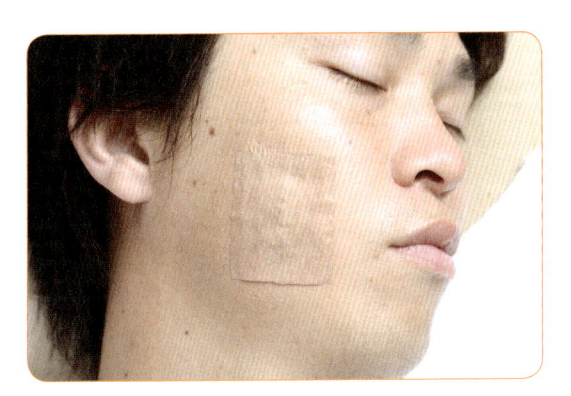

完成

傷のカバー　057

なぜ冷却が必要なの？
どうやって冷却するの？

Q なぜ、冷却が必要なのか確認しておきたいです。

A 腐敗進行を抑えるためです。腐敗とは、有機物、特にタンパク質が細菌によって分解されることで、それによって水分やガスが生じるとともに、外見的変化や臭気も発生します。
生前から体内に存在した菌が、死後、暴走するように繁殖して腐敗が生じ、進行します。胃腸からはじまり、胸、全身へと広がります。それを抑えるために、腐敗をもたらす菌にとって好環境である「温かい状況」にしないように冷却を行います。

Q 腐敗速度には個人差があり、腐敗が早い方には特にできるだけ早く、それもしっかり冷却をしなければならないと聞きましたが、腐敗が速い方とそうでない方の判断に自信がありません。どうしたらいいでしょう。

A 腐敗速度がとても速いのは敗血症、重篤肺炎、全身的感染症の方などです。ほかに速いと予測されるのは、ご遺体が菌にとって好環境（温かい、水分が多い、栄養が多い）になっている、たとえば高熱が続いた方、水分量が多い方、肥満の方などです。
以上にあてはまる方は、特に冷却に注力する必要があります。
しかし、腐敗は気温など、ご遺体を取り巻く環境に大きく左右されるため、予測を超える変化をすることもあり、厳密な判断は難しい面があります。
そのため、職場で話し合って、基本的にはどなたにも、ある程

度の冷却を行うという対応もよいのではないかと思います。

冷却を開始する時間の目安

　死後変化は不可逆的ですから、腐敗が進んでしまってから冷却をしても元に戻すことはできません。死後6時間以上経過してからの冷却開始は効果が期待しづらいようです。ですから、冷却開始は早いに越したことはなく、腐敗進行が速そうな方は特に早めの対応が求められるわけです。しかし、死亡確認後いきなり冷却というのはご家族には辛い印象を与えるおそれがありますし、保清や更衣によって身体を動かしますので、現実的には、全身の整えが終わった後ということでいいと思います。

時間の目安

全身的感染症などとても腐敗が早いと考えられる方は、死後ケアが終わり次第できるだけ早く

その他の方の場合は、死後4時間以内、遅くとも6時間以内に冷却開始

何を使って、どう冷却する？

　葬儀関係の方が行う冷却（ドライアイスや冷蔵庫）までのつなぎという考えで、保冷剤かまとめた氷を、次頁の図に示した部分にあてます。冷却効果としては、体表面に直接あてるのがベストのようですが、衣類（できれば薄着）の上（衣類が濡れないようビニールなどで遮る）からとなってもいいと思います。保冷剤やまとめた氷をあてた上に衣服を着るのは難しい面があるからです。ただ、腐敗速度が速そうな方には、できる範囲で体表面にあてるほうがいいでしょう。また、厚着をしていると、上から氷や保冷剤をのせても効果が得られませんので、その際は衣類の内側に保冷剤を入れるほうがいいでしょう。

　また、シャワー浴、清拭や更衣、ベッドからストレッチャーへの移動

などは、体表面が露出し、熱がこもりやすい背部を密着しているベッドマットや敷き布団から離すことになり、空気によって冷ますことにつながるので、ご遺体の冷却の1つの方法ともいえます。放熱性の高いアルミ製のレスキューシートをシーツの下などに敷いても、背部の熱を下げる効果が期待できます。

　室温調整をする場合は、腐敗を抑えるには低いほうがいいわけですが、ご家族がそばにいられないほど低いのは問題です。在宅などの場合、家庭用のエアコンは湿度がとても低くなりますから、体表面の特に露出している部分の乾燥を強く助長してしまいますので、室温は、生きている人がやや寒いかなと感じる温度でいいと思われます。ちなみに、監察医務院などでは、ご遺体管理にベストな気温（4～6℃）と湿度（70％）を保つことができる冷蔵庫が設置されているそうです。

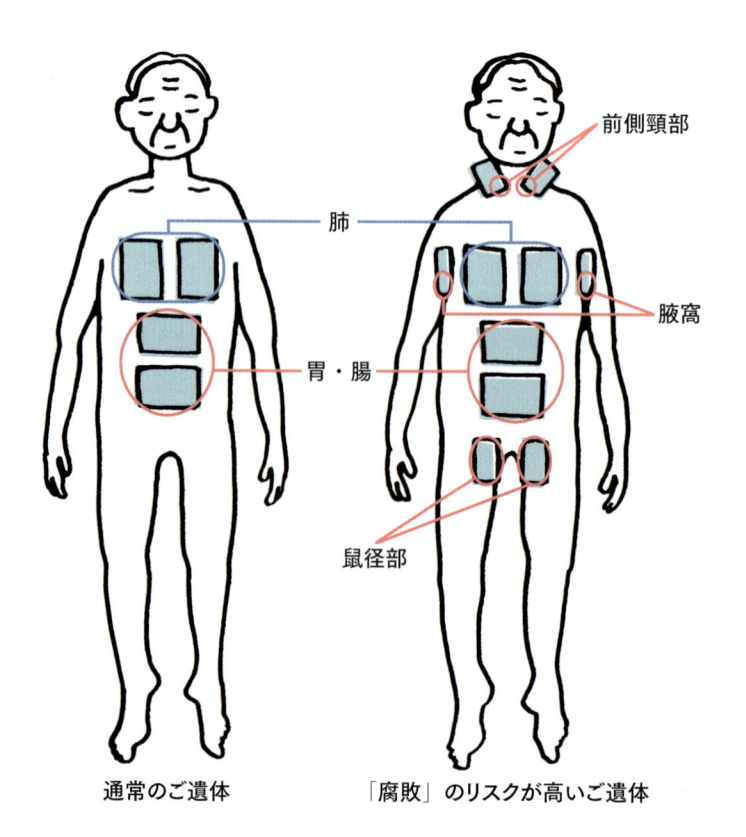

通常のご遺体　　　　　「腐敗」のリスクが高いご遺体

《コラム》

●本人らしい服装に。ネクタイの渡し方

　更衣の際、「死」の印象付けとしての"慣わしごと"をせずに、本人らしい服装に着替えていただくことがあります。男性では、制服やスーツ姿にされる方も多いと聞きます。

　ネクタイを締めることもあると思いますが、喪失直後のご家族は、平静ではない場合が多いため、一からスムーズにネクタイをつけるのは難しいものです。首にかければいい形にして、お渡しするといいでしょう。

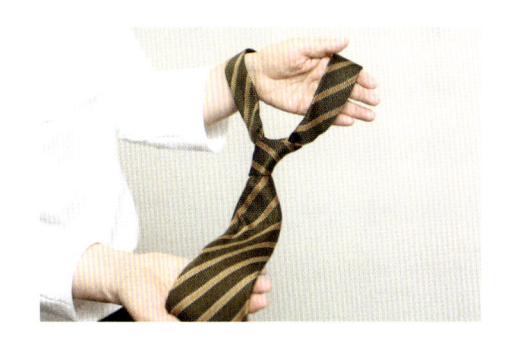

清拭の際や移送時に、側臥位にしただけで胃液が出てきました

Q 清拭の際や移送時に、側臥位にしただけで胃液が出てきました。これって腐敗が始まっているんですか？

A 臨終直後なら、腐敗ではないと思います。

Q 漏液があるのに、腐敗ではないんですか⁉

A エンゼルケアのセミナーや講演で私は、「腐敗が進むと、体内圧が高まって漏液が起こる場合があります」と説明します。その際の言葉が足りないのか、漏液があると、イコール腐敗と思ってしまう方がいるようです。しかし、腐敗のリスクがかなり高い方の腐敗防止の冷却ですら、臨終後4時間以内、遅くとも6時間以内に実施というのが目安ですから（→ p.58）、臨終直後の段階の腐敗は考えにくいです。

Q 腐敗でないとしたら、なぜ、漏液があるんですか？

A 側臥位になると、仰向けで寝ているときとは内臓の位置など、身体の状況がガラッと変わりますよね。体内の水分の有り様も変化する。栓をしていない水入りの湯たんぽを傾けると水がこぼれるように、体位を変えたら、その人の体内の水分状況によって漏れ出ることがあります。体幹より頭を低くしても出やすくなりますね。それと、腹水がある方なども、体位変換によって内圧が変化して漏液、という可能性があるのではないでしょうか。

漏液が生じやすい状況とは

　臨終直後に漏液の可能性が高いのは、急死など臨終の直前まで普通に飲食していた方や、病状により胃や肺に水分が多く溜まっている方、消化管の出血などが関係している場合もあると思います。

　ちなみに、臨終の直前・直後などには、肛門が弛緩して便が漏れ出ることもあるため、体位交換時や移送時にも漏れてしまうことがあるようです。また、生前から便が漏れがちだった方も、引き続き漏れることがあるようです。しかしどれも、腐敗が原因だとは考えにくいです。

◎**水分の漏れ出る状況**

　どこから出やすいかですが、胃や肺からの水分は、口や鼻から漏れることが多いようです。状況によっては、CVカテーテルを抜いたところなどから出る場合もあります。

　ちなみに、重力の影響で、水分の多くは下方向（仰臥位の場合は、背部方向）に移動するので、身体の後面にある開放性の傷などからも水分が染み出やすいということになります。

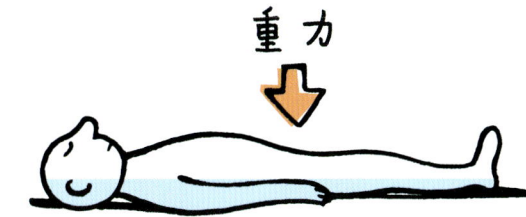

漏れないようにする工夫・漏れたときの対応

◎**シャワー浴がおすすめ**

　漏液の可能性が高い場合、清拭よりもシャワー浴ができるといいと思います。シャワー浴だと、仰向けのまま身体を洗うことが可能な場合が多いですし、たとえ漏液があってもすぐに洗い流せます。

　シャワー浴ができない場合に提案しているのは、清拭の際、ご家族の方たちに上体を少し抱き起こしていただき、その間に背部など体の後面を拭くという方法です。

◎側臥位は水分が漏れ出る可能性が高い

　特に着替えの際には側臥位への体位変換が多いと思いますが、それは体内の水分が漏れ出る可能性が高いので、漏液の可能性が高いご遺体の場合は注意が必要です。

　先ほどの清拭の方法と同じく、上体を少し抱き起こし、着替えさせる方法がおすすめです。背中を支えるとき、ご家族に手伝ってもらうと、ご遺体にまだぬくもりがあるのを感じることができますし、背中には熱がこもりやすいので、クーリングの効果もあり、腐敗を遅らせることにもつながります。また、ご家族が背中を支えるのは、ベッドからストレッチャーへの抱きうつし（→p.120）と同様、看取りの実感にもつながると思います。

◎漏液があった場合の対処法

　漏れ出てしまった液は、ティッシュかタオルなどの布類で拭います。続いて漏れ出る場合には、出ているところにティッシュやタオル、あるいは紙オムツをあてて液を吸収させるようにします。液を拭ったり吸収させたティッシュやタオルは、ビニール袋に入れて口を閉じ、捨てます。

　以上の対応をするときは、できればビニールやゴムの手袋を装着し、手袋も使用後はビニール袋に入れて捨てるのが望ましいと説明します。手袋を装着しなかった場合にはよく手洗いをしていただきます（説明例→『説明できるエンゼルケア』p.47）。

　臨終前のケアで、病状により手袋の装着を徹底していたケースでは、ご家族にもできるだけ手袋を使用していただくよう説明します。

　いずれにしても、退院後の移送の際には、頭を低くしないようにすることや、万が一漏液があった場合の対処法などをご家族に伝えておくことが大切です。退院時文書に盛り込んでおくといいでしょう。

もっと知りたい！

> 亡くなった後、清拭前に便を押し出す対応をする現場もあるようですが…。

> 私は必要のない対応だと考えています。便は全部押し出せるわけでもありませんし、多少出せたとしても、腐敗進行を遅くするほど環境が変わるわけではありません。ご遺体は、体表面と同様に内臓も脆弱になっており、強く圧迫することで破損させてしまう可能性のほうが心配です。また、押し出す行為は時間もかかりますので、漏れてしまった分だけ拭いて、腐敗が進まないように素早く冷却することのほうが大事だと思います。便を押し出す時間があるとすれば、爪きりやシャンプーなど別のことに使ったほうがいいと考えます。

胃ろうやカテーテルなど医療機器はどの段階で外せばいいですか？

Q 点滴をはじめ、人工呼吸器や吸引器、胃ろうやストーマ、尿道カテーテル、ポートなど、さまざまな医療機器を使っている場合のエンゼルケアの注意点があれば、教えてください。

A まず重要なことは、黙ってすっと取ってしまうのではなく、「これから抜かせていただきます」と了承を得る姿勢でご家族に声をかけるということです。これらの医療機器は、患者さんにとって、直前までは"生命線（ライフライン）"のようなものでした。それを亡くなったからとさっさと取り外すのは、いかにも"用済み"になった感じで、ご家族が嫌な思いをされることもあるようです。

ポイント！
抜いた"孔"には蓋をする

　首元の中心静脈カテーテルについては、抜いた後の"孔"から体液が漏れ出して、せっかく整えた身だしなみがすべて汚染されてしまうということがまれにあります。上面の孔は比較的漏れにくい部位ですが（下部の褥瘡などからは、重力の影響があり漏れやすい・滲みやすい）、「綿で圧迫する」「フィルム剤で密閉する」など、万一のことがないよう備えましょう。ある地域の看護師間で「孔にはアロンアルファを使うとよい」という情報が広がっていると聞きました。確かに瞬時に塞ぐことができるかもしれませんが、ご家族は受け入れがたいかもしれませんので、もし使用するなら、ご家族の了承を大前提にしたほうがいいでしょう。

胃ろうやストーマついては、器具を取り去った後は、まず「消毒」をしてください。この孔は腹腔内に通じているため、腐敗しやすい部位だからです。その後、縫合してフィルム剤などで蓋をします。縫合は、できる場合のみでいいでしょう。

> **ポイント！**
> ## 抜かない場合もある

　ご遺体は止血しにくい状況にありますので、外・内出血を起こさないよう血管カテーテルは抜かずに上から固定して、そのまま火葬するという対処をしているところもあるようです。ポートやペースメーカーなどの多くは火葬可能のようですが、念のため地域の火葬業者に確認しておくといいでしょう（全国の火葬場の約1割がペースメーカーの取り外しを受け入れ条件としている）。いずれにしてもエンゼルメイク研究会では、担当医が治療の責任の範囲としてどう対処するかをご家族と相談するのがベストだと考えています。

　また、職場ごとに対応を検討し、スタッフ間で理由と方法を共有し、ご家族にも説明できるとよいでしょう。たとえば「（あの世で）栄養がとれなくなってしまうから、胃ろうチューブはつけたままにしてほしい」とおっしゃるご家族もいます。そのつど、ご家族の思いをお聞きして、尊重できるとよいですね。

　ある病院の調査では、ストーマの局所処置について、全12例のうち、「縫合する」7名、「新しい装具を貼る」5名、「何もしない」1名（以上、複数回答）という結果でした。

死後の口腔ケアが大事と聞きました

Q 死後の口腔ケアは必須だと聞きました。その理由を教えてください。

A "におい防止"のためです。
お口の中に汚れがあると、看護師のみなさんの手から離れた後（家に帰られた後）、早い段階で臭気に変わってしまうことがあるからです。ご家族が困惑なさいます。

Q 確かに、ご家族はおつらいでしょうね。

A ある事例では、帰宅後に臭気が生じて室内に広がり、かけつけたお見舞いの方に入室してもらえなかったということがありました。隙間がないマンションで、臭いが充満してしまったようです。
ご家族が気にしてしまったというのもあるでしょうが、口内が汚れたままだと、それくらいの臭いになってしまうこともあるということです。

Q 最近、病院で口腔ケアに力を入れていますが、確かに病室のにおいも変わってきました。

A ご遺体の口腔内は、汚れたままだとさらに強い臭気になりやすいので、口腔ケアは特に大切です。

ポイント！
"汚れをとる"ことが第一

　口腔ケアでは、できる範囲で"汚れをとる"ことが大切です。それぞれの現場でできる範囲の口腔ケアをこころがけてください。汚れをガーゼで拭うなど、できる範囲で行えばいいと思います。基本的には、意識のない方のマウスケア（そのなかでも、汚れをとる対応）に準じて行えばよいのではないでしょうか。

　また、無理に汚れをとろうとして、それが出血のきっかけになってしまう場合もあります。ご遺体の血液は急激に凝固因子を消費するため、一度出血してしまうと止血しづらくなるので、なるべく刺激のないように汚れをとることが大事です。
　そのために薬剤などを使うという方法もあります。たとえばオキシフルやオキシドールなどの過酸化水素水は、消臭・消毒の効果もありますし、汚れもとれやすくなるようです。また、市販の洗口剤をガーゼや綿にしめらせて口腔内を清拭するのも臭気防止になると歯科衛生士さんからアドバイスがありました。

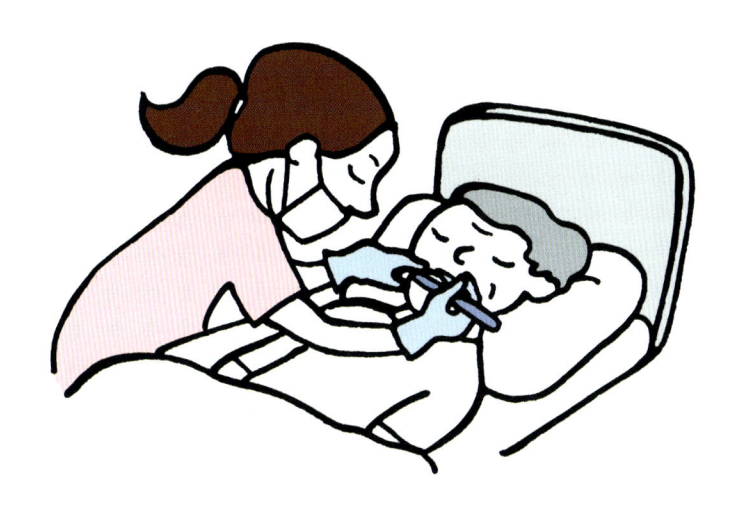

ポイント！
なるべく早いタイミングで

　口腔ケアは、ぜひ実施のタイミングのことも頭に入れておいてください。

　死後硬直は顎関節部分の筋硬直から始まります。顎関節硬直は平均でいうと死後3時間後からですが、臨終前に下顎呼吸を経た方や、急死した方などは、早いと死後1時間くらいで始まります。

　硬直が始まる前のほうが口を開けたり閉じたりがスムーズなので、保清のうち、口腔ケアだけは早めに行うなどの段取りの検討も必要です。

もっと知りたい！

> 早めに行うという判断は、私たち看護師で決めてしまっていいのでしょうか。

> はい。ただ、ナースのみなさんから、ご家族が到着していないのにやっていいのか、とか、在宅では死亡確認をしていないうちにケアをやってしまっていいのか、という声もあります。

> 確かに、すぐにやっていいのか迷うことがありますね…。

> 職場で話し合って「そんなとき、どうするか」の約束事を作っておくことが大切だと思います。
> ご家族との信頼関係があれば、「死後ケア」としてというよりも、保清行為として「お口だけ先にきれいにしておいてよろしいでしょうか」という形で進めるのもいいでしょう。

《コラム》

●安全なつめ切りの方法

　つめ切りも、看取りの手段として、ご家族に実施をぜひ促してほしいケアです。

　手や足に向き合う位置から指だけ持って切るのではなく、ご本人側に位置して、手や足を保持して切ると、行いやすく、切りすぎなどがないことを行う人に説明します。足浴や手浴の後なら、爪がやわらかい状態でやりやすくなります。

　つめ切りは、大切な看取りの一場面になったという事例がたくさん届いています。

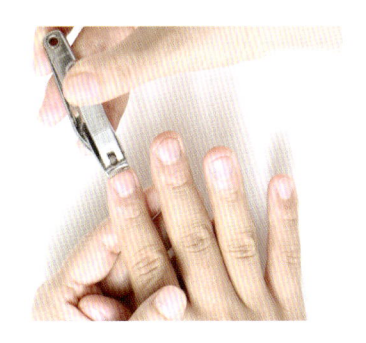

創部への臭気対策を教えてください

Q 乳がんの自壊創からの排液と臭気が強い終末期の患者さんがいらっしゃいます。創部への臭気対策を教えてほしいです。

A 現在は、どのような対応をしていますか？

Q 創部を洗浄したうえで、消臭効果がある軟膏やシートを使用し、それを4時間ごとに交換しています。

A 適切な対応だと思いますが、それでも臭気が消えていないんですね。

Q そうなんです…。

ポイント！
臭気対策には、アロマオイルがおすすめ

　死後、皮膚に露出した腫瘍の自壊創から強い臭いがでて、問題になることがしばしばあるようです。療養中も、ご本人はもちろん、面会の人も気になりつらい事態です。消臭の軟膏やシートで抑えられればいいですが、難しいケースも多いと聞きます。
　そういったケースでは、アロマセラピー用のエッセンシャルオイルを使うと効果があるようです。オイルの自然な香りが勝り、臭いが気にな

らなくなります。

　一般的に消臭剤だと特有の香りが強くなりがちですが、アロマオイルは香りも自然で、同時に臭いも消します。ナースで、アロマセラピーを教えている方に伺ったところ、死後ケアの場面では、ラベンダー、ベルガモット、フランキンセンス、サンダルウッドなどの癒し系の香りがおすすめとのことでした（表）。患部にあてるガーゼにしみこませたり、清拭のお湯にオイルをたらすというやり方もよいのではないでしょうか。

おもなアロマオイルの効用

ラベンダー	リラックス効果が高く、緊張やストレスを和らげ、気持ちを穏やかにします。
ベルガモット	オレンジにも似た少しフローラルな香りで、アールグレイティーの香りとしても有名。リラックスとリフレッシュの効果があります。
フランキンセンス	スパイシーな香りで悲しい心や不安な気持ちを和らげてくれます。緊張や不安を取り除くのに適したアロマオイルです。
サンダルウッド	白檀（ビャクダン）とも呼ばれ、日本では線香などに使われることも多く、人の心を落ち着かせ、深いリラックス効果があります。

参考：アロマオイル事典（http://www.aromaoils.jp/index.html）

　エッセンシャルオイルをミックスしてオリジナルのアロマオイルを作り、それを適宜噴霧して部屋全体に香らせている緩和ケア病棟もあると聞きました。

　精油には包み込むようなイメージがあります。臭いが気にならなくなり、その場もよい香りの漂う穏やかな雰囲気になるのでおすすめです。

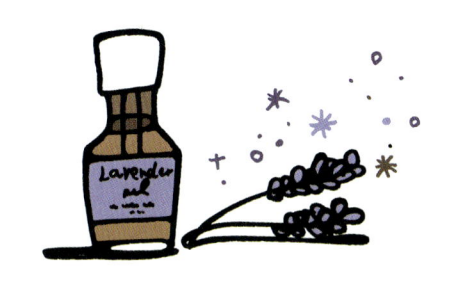

臭気対策

> **もっと知りたい！**

- アロマオイルは、値段がちょっと高いですよね…。

- そうですね。コストが問題になることがあります。
  ある緩和ケア病棟では、相談のうえ、ご家族にご負担いただいていると聞きました。
  「このような効果があるので使いたいんです」とご家族に相談してみてはいかがでしょうか。

- そうですね。

- また、臭いのある方に限らず、清拭や手浴・足浴の際のお湯に一般の薬局などで買える入浴剤を入れているという話も聞きます。安価ですし、多少保湿効果もあるので、こちらもいいと思います。お風呂をイメージする香りで、ご家族も喜ばれるようです。

- これらの対応は、療養中の患者さんにも有効ですね。

- はい。臭い対策が必要なさまざまな場面で、今回の方法はおすすめできます。ただ、エッセンシャルオイルは、選び方を間違うと、気分や体調に良くない影響を及ぼすことがありますから、専門店の方や詳しい人にアドバイスを受けたうえでの使用をおすすめします。臭いは昔から難問で、コーヒー豆や活性炭を試してみるなどさまざまな工夫がされてきました。そのなかでも、アロマ用エッセンシャルオイルは自然な香りで、臭い対策の強い味方だと思います。

《コラム》

●足浴・手浴をぜひご家族とともに

　お湯にエッセンシャルオイル、または入浴剤・沐浴剤などを入れると、その場が穏やかな雰囲気になります。写真では洗面器を使用していますが、大きめのたらいを使って、両足同時に洗うのも、入浴に近い印象があり、ご家族にも喜ばれます。

　ナースがしっかりサポートしながら、ぜひご家族に実施していただきたいケアです。

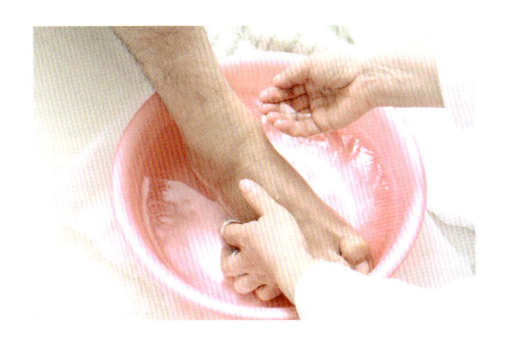

リンパ浮腫のあった方から リンパ液が染み出してこないか心配です

Q リンパ浮腫によるリンパ液の漏れがあった方が亡くなった場合、死後にも引き続き染み出してきませんか？

A 死後も、皮下組織に溜まっている液体が、じわじわと染み出てくることはあるので、染み出てくることを前提に対応するのがいいと思います。
具体的には、生前と同じ対応をすれば問題はないでしょう。たとえば、生前にガーゼや紙オムツをあてていたなら、死後ケアの際も同じようにしておけば、衣類や寝具を濡らさずにすみます。

Q 死後に、生前よりリンパ液が大量に出てくることありませんか？

A その心配はいらないと思います。ただ、生前と同じくらい染み出た場合、ガーゼや紙オムツを長時間替えないと、大量と感じてしまうかもしれませんね。
生前もたくさん染み出ていた方の場合は、シーツなどが濡れる可能性がないとはいえないので、心配な場合は、防水シートなどを敷くといいでしょう。

スリーブやストッキング、弾性包帯をしていた場合

生前は浮腫の改善には、圧迫が効果的ですが、亡くなった後は皮膚が刻々と脆弱になっていくため、スリーブやストッキング、弾性包帯はか

えって悪影響となりますので、外すのが望ましいでしょう。また、清拭などの際も、リンパ浮腫のあった方の場合は、皮膚への圧迫や強い摩擦は避けたほうがいいでしょう。

　ご家族の方が、「長くスリーブをつけていたので、つけたままにしておきたい」とおっしゃる場合は、亡くなった後の皮膚の変化（その部分が早めに傷んでしまい、変色などを起こす可能性があることなど）について説明をしたうえで、それでもどうしてもという場合は、つけてさしあげてもよいのではないでしょうか。

蜂窩織炎を併発している場合

　リンパ浮腫に蜂窩織炎を併発している方の場合は、やはり皮膚がとても弱くなっていますから、圧迫は避けたほうがいいでしょう。また、その部位は、炎症を起こしていたことで、死後に時間が経過すると変化が生じ、部位の色が緑青色や青藍色に変わったり、皮下にガスが発生してふくらむこともあるようです。

　ご家族の方に渡す退院時の文書には、「しばらくは水分が出るかもしれないので、これまでと同様にガーゼやオムツをあてたほうがいいこと」や、スリーブや弾性包帯も、「圧迫で皮膚が傷むのでしないほうがいいこと」、また、蜂窩織炎がある場合は、「皮膚の色が変化したり、皮下にガスが発生してふくらむ場合があること」などを具体的に書き添えると、変化が起きたときにご家族があわてずにすむと思います。

疥癬で、ご家族に触れてもらえなかったのが心残りで…

Q 以前、疥癬（ヒゼンダニ）が治癒しないまま亡くなられた患者さんがいました。ご遺体をくるみ、病院で棺に入っていただき、お帰りいただいたのですが、その対応でよかったのでしょうか？

A たぶん過角化型疥癬（ノルウェー疥癬）だったのですね。適切な対応だったと思います。
ノルウェー疥癬では特に慎重な感染対策が必要になります。

Q そのときは、本当はご家族にも触れていただきたかったのですが、それが心残りで…。

A それは確かにおつらいですよね。
ただ、亡くなった方のご家族は疲労により体力が落ちていることも考えられ、感染しやすい状況にある可能性もあります。ご家族がどうしてもお顔に触れたいというケースでは、医師と相談して、場合によっては、よく注意点を説明したうえで、お顔に少し触れてもOKというような対応もありうると思います。

疥癬の病型とケアの注意点

　疥癬の病型は、①普通の疥癬と、②過角化型疥癬に分けられます。
　①の場合、直接感染では「手を数時間つなぎ続けるとうつることもあり」、間接感染では「寝具を介してうつる頻度は低い」ようです。ちなみ

に、人体から離れてからの疥癬の生存期間は、温度や湿度によって差はありますが、数日間のようです。しかし、生存期間イコール感染可能期間ではなく、人体から離れてほどなく感染の可能性を失うと考えてよいでしょう。

②はとても感染力が強く、ダニを内包する落屑が飛び散って感染します。おもに高齢者や重度の感染症の方がかかりやすいのですが、免疫力が下がっていると感染しやすくなるため、疲労の強いご家族も注意が必要です。病院で棺に入っていただく際など、患者さんの落屑が飛び散らないようにすることが大切です。

死後ケア時の感染対策

死後ケア時の感染対策は生前の対応に準拠します。亡くなった途端に感染リスクが上がるということはありません。

基本的には標準予防策（スタンダードプリコーション）で対応しますが、ご遺体に手袋をして触れる様子を不快に感じるご家族もなかにはいらっしゃるので、通常の対応であるということを一言お伝えするとよいでしょう。

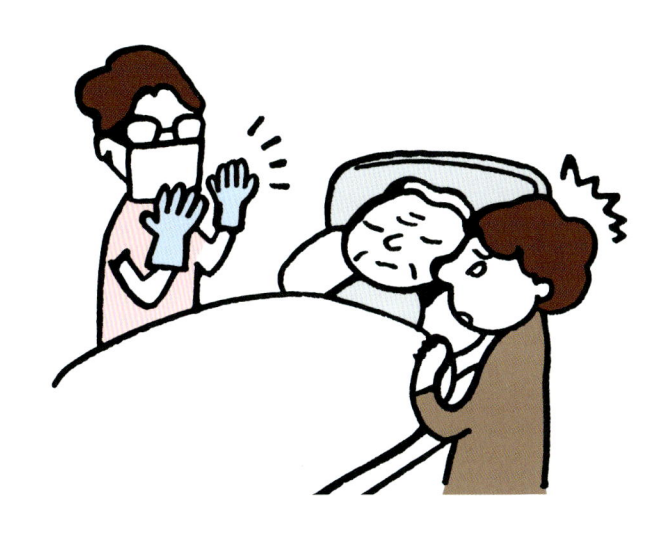

腹水が溜まっていてつらそうです。抜いてあげてもいいですか？

Q 臨終後、溜まっている腹水は、穿刺して抜いてあげたほうがいいんでしょうか？

A 穿刺できる状況で、ご家族の希望もあるなら、抜いてさしあげるのがよいのではないかと考えています。

Q では、多くの病院では実際に抜いているのでしょうか？

A 現在は、抜いていない病院のほうが多いと思われます。
死後に行う処置は診療報酬の範囲外ですから、生前のようなコスト請求はできません。私の知る病院では、エンゼルケア時に腹水を抜いてもコスト請求をしておらず、今後、どうするか検討中のようです。

Q 看護師としては、抜いてあげたいですよね。

A そうですね。各職場で、費用のことを含めて対応を議論して、結論を出してほしいです。

腹水を排出するかどうかの判断ポイント

　腹水貯留のある患者さんが亡くなった場合に、穿刺を行うかどうか、決めるにあたっては次の2点を判断の参考にしてほしいと思います。

①ご家族は、亡くなった後でも、腹水が溜まっているのを苦しそうだと感じ、抜いてほしいと考えることが多いようです。ただ、なかには腹水を抜くためでも針を刺してほしくない、と思う方もいらっしゃるので、ご意向の確認が大切です。

②腹水が溜まっていることで、すでに腹腔内の圧が高くなっています。そのため、少し腐敗が進んで内圧が高くなっただけでも、腹水が溜まっていない状態に比べて漏液しやすくなります。

　医療で対応しない場合には、葬儀社の方におまかせするという方法もあります。しかし、ご家族からすると、医療者、あるいは担当医が、苦しいだろうからと気づかって最後に腹水を抜いてくれたということが大事なのではないでしょうか。臨終後の早い段階で腹水がなくなれば、「早くすっきりしてよかったね」ということにもなると思います。
　コスト請求についてですが、以前、「診療報酬外で料金をいただくという方法もあるか」という質問を受けました。診療報酬外で、ご家族負担で行っていることはほかにもあるわけですから、臨終後、穿刺を希望された場合、値段を決めてご家族に負担いただく、という方法もあると思います。

職場で検討し、納得のいく対応を

　看護師が腹水穿刺を行うことについて、是非を問う声も聞かれます。ご遺体に看護師が腹水穿刺を行うこと自体は違法行為にはなりませんが、これまで実施してこなかった行為ですから、看護師が行う場合には、職場で十分に検討してからがいいでしょう。現状では、医師が医療行為の延長として行う分には問題はないと思われます。

　医師に実施の方向で説得したい場合には、前述の①と②について説明し、よく話し合ってほしいと思います。

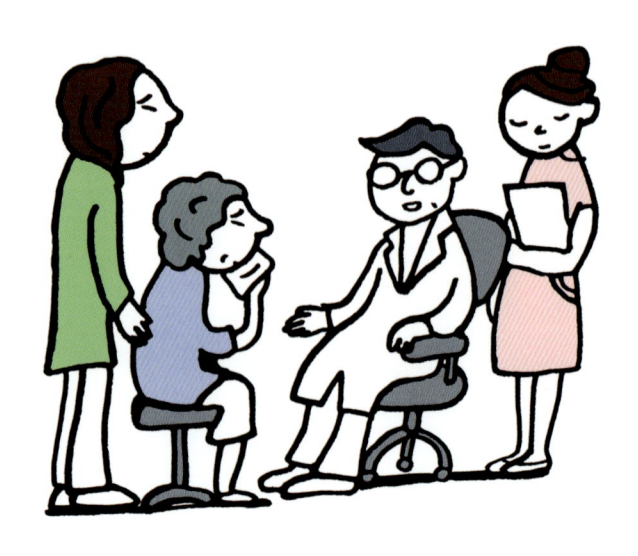

《コラム》

●顔周りのカバーに帽子とスカーフが最適

　スカーフは、縊死による傷や、病状や年齢による肌トラブルなどを自然にカバーします。また、口を閉じるために顎下にタオルを丸めて挟む場合がありますが、これも外見をカバーする手段になります。

　帽子は、頭の傷、脱毛、薄毛などを自然にカバーします。頭部に外傷があり、ガーゼや包帯が目立つ場合も自然にカバーできます。帽子もスカーフも、やわらかい素材のものを選ぶと、つけやすいです。

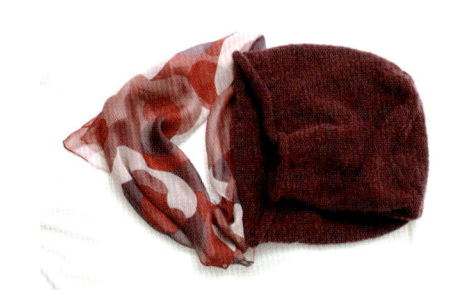

▶「領域・シチュエーション別のエンゼルケア」編

ICUに勤務していますが、臨終後、ご家族にどう声をかけていいか…

Q ICUに勤務しています。患者さんがICUでお亡くなりになってしまった場合のエンゼルケアに難しさを感じています。特に、ご家族にどう声をかけていいかわからず、清拭のときなども「ご一緒にいかがですか」とも言いにくいです。

A ICUや救急外来など、クリティカルな現場における患者さんの死は、それまで救命に取り組んでいたわけですから、ご家族にとっての精神的ダメージはとても大きく、看護師は、救命の看護からエンゼルケアへと大きな視点を変える時となります。
あらゆるエンゼルケアにおいて共通していることですが、どう声をかけていいかわからないときには、無理な声かけはしないほうがいいと私は考えています。
ただし、これから行うことの説明など、必要事項はしっかり伝えなければ、ご家族のご意向を伺うことができませんし、了承を得ながら進めることもできません。また、とまどっていたのでは保清など貴重な看取りの場面を持てないまま時間が過ぎてしまうので、意図を伝えながら必要なことは行っていくべきです。

臨終直後に看取りの場を整える

　救急外来やICUなどクリティカルな現場で患者さんが亡くなった場合には、まず、点滴や呼吸器、心電図などの医療器材を取り外してスペースをつくり、ご家族がご遺体に近づくことができるような環境を整えます。

医療器材が身体に装着されていると、すぐそばにいても、患者さんがとても遠くにいるような感覚を持つご家族が少なくないようです。その器材類がすべて取り外されたとき、それまで呆然と立っていたご家族が「やっと、父さんが帰ってきた」といって、ご遺体にふれ、悲嘆の表出をされたという話があります。ただ、救命のために使われていた器材を外すときは、外すことをご家族に了承を得ながら丁寧に外す姿勢（点滴、心電図など、ひとつひとつ外すことを言葉にしなくても、了承を得るような仕草をする）で行います。

　ある救急外来のナースは、患者さんの頭頂部側に立ち、顔まわりの整えを行っているそうです。ご家族がなるべくご遺体のそばに来られるようなスペースをつくり、そして患者さんのお顔がよく見えるように配慮している方法です。

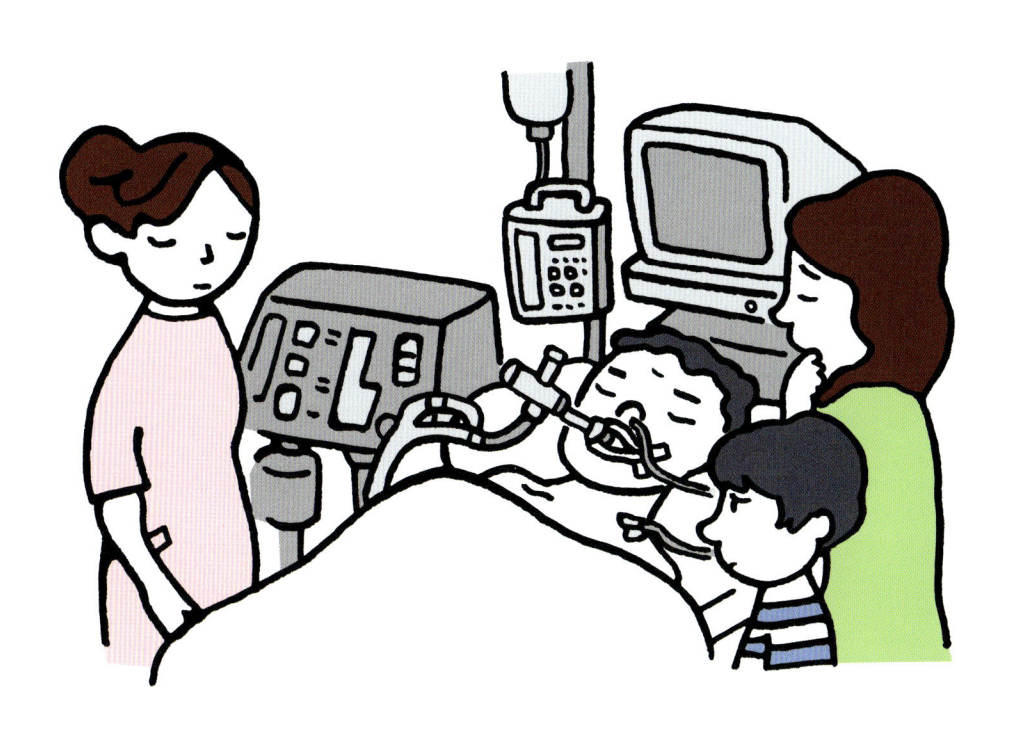

急性期に亡くなった方の身体の変化

　ICUなどで急性期に亡くなった患者さんは、腐敗傾向が強くあらわれます。特にERからICUに移って長期間治療を続けたようなケースはより顕著です。腐敗をもたらす細菌（ほとんどは死亡前から体内に存在した細菌群）にとって、急性期の患者さんは繁殖環境が整った状態（水分が多い、栄養素が多い、温かいなど）であるうえに、腐敗を早める肺炎などを発症している場合が多いからです。死後6〜12時間ほどで全身に激しい腐敗症状が見られることがあるので、早い段階からの冷却がとても重要になってきます。（→ p.58）

急死の場合

　急死の場合は、さまざまな死後変化が強くあらわれる傾向があります。特徴的な例を以下に挙げました。急激な死後変化を防ぐことは難しいので、予想される変化を説明した、ご家族向けの文書の作成をおすすめします。

- 急性心筋梗塞など急性心機能不全で亡くなった場合、顔面うっ血や局所腫脹が見られる場合がある。
- 入浴中や高温下で急変し、その後亡くなった患者さんは、急激な腐敗進行がある。
- 筋硬直は、急死の場合、早く強く、そして長く続くのが一般的。また、顎関節硬直（死後1時間後くらいからはじまる患者さんもいる）からはじまるので、口腔ケアを早めに行うなどの配慮が必要（表）。
- 外傷などで毛髪に血液が付着している場合、それが独特の臭気になる場合があるので、シャンプーに注力する。

筋硬直の死亡前の関与因子

性別	男性 ＞ 女性
年齢	青年期・壮年期 ＞ 小児・老人
筋量	筋の多い体型 ＞ 痩せ
体温	高体温 ＞ 低体温（平熱）
周囲温度	高い ＞ 低い
季節	夏 ＞ 冬
死亡前の経過	急死 ＞ 長期闘病
全身けいれん	＋ ＞ －
下顎呼吸	＋ ＞ －

伊藤茂：ご遺体の変化と管理，照林社，2009 を参考に一部改変

《コラム》

●文書の活用

　エンゼルケアでは、死後変化やご遺体への対応など伝えるべきことは多々あるものの、口頭での説明では限界があるため、ご家族に後で読んでいただくための文書は、とても重要です。

　特に、急性期に亡くなられた患者さんの場合は、文書が大きな役割を担うと思います。救急やICUでは、ご家族が混乱されていて、口頭でお伝えしたことも耳に届いていない場合もあるからです。

　『説明できるエンゼルケア』には、一般的な退院時文書例を付録としてつけましたが、手続き関係や、悲嘆についての説明、ケアの内容など、それぞれの部署や場面に合わせ、情報量を多くしたパンフレットの作成も検討してみてください。

新生児が亡くなった場合の注意点は？

Q 新生児のエンゼルケアを行う際に配慮すべき点を教えてください。

A まずは、体表面の乾燥対策ですね。死後変化のなかで、成人ともっとも差があるのは体表面の乾燥と考えていいと思います。乾燥は、ご遺体内の水分量とご遺体周囲湿度の差が大きいほど起こります。そのため、成人に比べ体内の水分量が多い新生児は、亡くなって体内の循環が止まり、外部からの水分摂取がなくなると、みるみるうちに乾燥してしまいます。
できる範囲で油分をたっぷり塗布するだけでなく、ラップの使用も考慮します。ラップで直接体を包むことに抵抗がある場合は、きれいな箱に敷物をして横たえ、蓋をしないで箱の上からラップで覆うなどの工夫もいいでしょう。
遺体管理学的には新生児は成人に比べて腐敗の進行が緩慢だということです。ただ、状況によっては例外もあるようなので、基本的には保冷剤による冷却が望ましいでしょう。もちろん、お母さんが抱いているのを引き離してまで行うのは避けたほうがいいと思います。

Q お母さまのお気持ちを考えると、慎重な声かけやケアが必要ですね。

A もっとも配慮すべき点は、ご家族、特に新生児のお母さんのお気持ちです。

冒頭の「総論」に書いた「エンゼルケアはセルフケアの代理である」という考え方は、どの看護領域にも適用できると思います。特に新生児を含む乳幼児は、もともとセルフケアができず、母親などのケアが必要な存在ですから、新生児のケアができなくなったお母さんに対するケアがもっとも重要になると考えてよいのではないでしょうか。

ポイント！ お母さんの気持ちを第一に

　新生児のエンゼルケアの際には、お母さんに何をしていただくか、どう接していただくか、どう過ごしていただくかを重視して進めましょう。
　腐敗進行を助長する心配があることでも、場合によっては、やっていただくという選択もあるでしょう。たとえば、温かいお湯の中に赤ちゃんを入れて、お母さんに洗っていただくなどです。その後、できる範囲で保冷剤による冷却をするようにします。ある新生児ICUでは、お子さんの臨終後にカンガルー抱っこ（胸元で、肌と肌を合わせるように抱っこすること）をし、その後にお湯で入浴することが多いそうです。
　新生児を含む乳児の死後変化の特徴を下記にまとめました。また、榛原総合病院内エンゼルメイク研究会が「乳児や幼児以上の子どもの対応について」配慮している点と、実施例のメモも参考として示します。

新生児を含む乳児の死後変化の特徴

- 体表面の強い乾燥
- 死後硬直は、青年期・壮年期に比べ弱く緩慢な傾向
- 腐敗進行は遅い傾向（特に新生児）

「新生児や乳児以上の子どもの対応について」配慮している点と実施例のメモ
（榛原総合病院内エンゼルメイク研究会　作成、一部改変）

❶ 親の存在（特に母親）を常に意識して、最後のケアに際し、どのようなご希望があるか、意思を必ず伺う。状況によっては母親に直接伺えない事例もあるが、その時には、父親に相談する（子どもとの対面、抱くこと、着替えの準備、ケアへの参加など）。

❷ 残念ながら、胎内で死亡してお産、という経過をたどる場合には、腐敗傾向に偏り、表皮は脆弱で触れただけで剥離してしまうことがある。了解を得て、直接ラップで保護し、その上から衣服を着せるなどの対応をする。腐敗が進まないように、ご遺体用冷蔵庫に入っていただく。

❸ 乳児の場合、メイクできる場合と、無理な事例がある。
メイクできる場合は、マッサージ、蒸しタオルは避け、リキッドファンデーションにクリームファンデーションや乳液を混ぜ、摩擦しないように上からトントントンと静かにのせていく。

❹ 子どもの場合も、成人同様の基本的なメイクの手順でいいが、大人よりも、肌色を白くしたほうがチークも目立ち、子どもらしい表情を出すことができる。

❺ 可能な事例の場合には、シャンプーやシャワー浴などの際に、ご両親になるべく参加していただくと、グリーフケアにつながる。
小児科主治医が最後のケアに参加し、子どもにネイルアートで星やかわいい花を描いて、ご両親がとても喜んで癒されたという事例もある。

❻ 新生児の場合、メイクが無理な状況もあるが、そのような時には、ご遺体の周りを可愛く飾ってあげるとよい。綿で作った深めの帽子をかぶせて、口紅だけ描いた事例もある。季節のものを折り紙でつくって添えたり、可愛い箱を準備して絵を描いたり紙を貼ったり、レースをつけてもよい。

❼ 新生児は、状況によっては乾燥とともに皮膚変色などが強くあらわれる。
過去に、常温に一日安置し、表皮が脆弱化、水泡化してしまい、出血傾向になってしまった事例がある。当院では、以後、なるべく早くラップでおおい冷蔵庫で保存している。

❽ 子どもを喪失する親の悲嘆は壮絶である。細かく、ひとつひとつ伺いながら、ご臨終からお見送りまでのケアを丁寧にすることが、ケアの専門家であるナースにしかできない悲嘆への看護である。

《コラム》

● **靴下をはかせる**

　看取りの手段として、ご家族に靴下をはかせていただくのを促すのはどうでしょうか。マニキュアなどと同様に行いやすい作業なので、特に小さなお子さんなどにやってもらうこともおすすめです。片足ずつ別の人に行ってもらってもいいでしょう。

　和装の場合の足袋も、同様に、ご家族に実施していただきましょう。

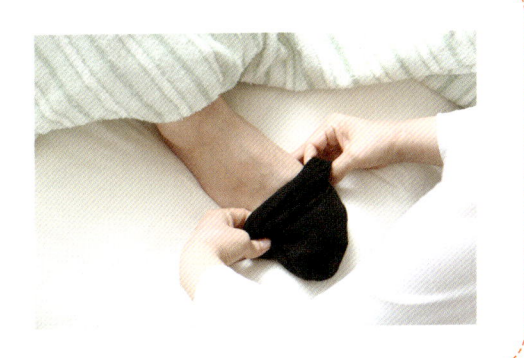

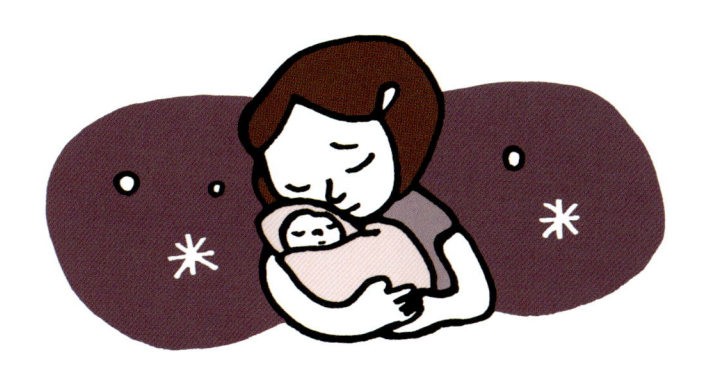

「在宅」ならではの難しさ

　在宅看取りのエンゼルケアの最大の特徴は、それを行う場所が「患者さん・ご家族の自宅」であるということです。このことは、「ご家族と一緒にじっくりとケアを行える」という大きなメリットである反面、病院でのエンゼルケアとは違った難しさの要因にもなっています。

　病院などの施設内では、よくも悪くも"施設側のルール"で何事も進めることができます。エンゼルケアもしかり、医療者側の促しによって、その時間・場面が確保されやすくなります。しかし、在宅では、

・患者さん・ご家族の自宅である
　（ご家族の方が自由に動ける）
・近親者に限らず、ご親戚など多くの人が集まっていることがある
　（エンゼルケアを一緒に行う候補となる方が多くいる）
・死後直後から葬儀社の方や親戚、ご近所の方なども入ってくる
　（ご家族が来客の応対などもしなければならない）

などの特徴があり、たとえ訪問看護師側に「まずこうして、次にこうして……」と段取りがあっても、それが通用しないことがあります。在宅看取りは、ご家族がエンゼルケアだけには意識を集中しづらい状況にあるともいえるのです。

　また、ただでさえ、近親者を亡くしたばかりのご家族は動揺しています。ある事例では、それまでもっとも介護をがんばってきた奥さまが、エンゼルケアを始めようとした途端に「掃除」や「来客の準備」をはじめてしまったそうです。ご自宅のため動揺が表出しやすく、それが「掃除」

としてあらわれたのかもしれません。掃除以外にも「洗濯」や「料理」など、日常的な行動をすることで落ち着きを取り戻そうとする様子が見られることがあると聞きます。

　もちろん、ご家族が自由に動けることは、まぎれもなく最大のメリットです。本来、ご家族がなさりたいようにしていただくのがいいわけです。しかし、現在のご家族の多くは、エンゼルケアが、看取りの貴重な実感になりうることを知らないため、「看護師さんに言われてやってみたら、とてもよかった」というケースが少なくなく、やはり看護側としては"促し"の必要を感じるわけです。二度と訪れないその人の臨終後の時間は刻々と過ぎていきます。後になって「清拭をしてあげたかった」「着替えをしてあげたかった」と思ってもできないことですから。

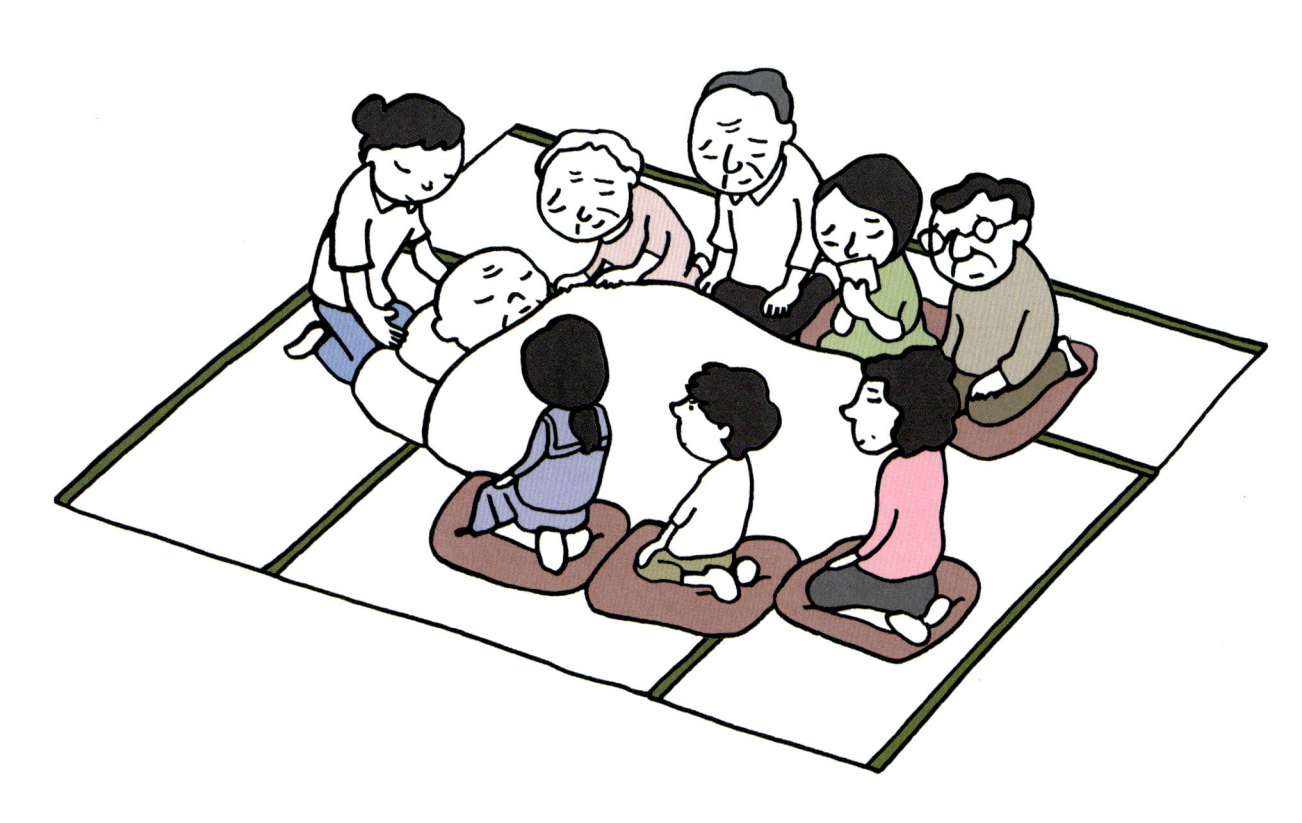

《コラム》

● まず "スペース" をつくろう

　在宅における介護スペースは、病院の病室のようには整頓されておらず、医療機器や介護関連用品、生活用品などが所狭しと置かれている場合があります。亡くなった患者さんの近くにご家族に集まっていただくには、まずその "スペース" が必要です。圧迫感のある医療機器も移動させ、近寄りやすい雰囲気をつくりましょう。ご家族とともに片付けるのもいいでしょう。

　"スペース" をつくったら、慣れない状況のなか、ご家族は、どこに立っていたらいいか、どこに座っていたらいいか、などにもとまどっていますので、お声をかけて促します。ご遺体の枕元は、お顔のケアなどがしやすい位置です。訪問看護師自身がまず適切な場所に位置し、"近しい人" に枕元に来ていただくとよいでしょう。できれば、そこから車座に、ご遺体を皆で囲んであげられるくらいのスペースがとれるとよいと思います。ご遺体が和室でふとんに寝ていらっしゃる場合は、まわりに座布団を置くなど "お席" をつくる配慮をしてもいいでしょう。席があることで、自然と近づいてきやすくなります。

"肝心な人" がその場にいなかったら？

　これまで介護をがんばってきた方は、その立場としての動揺も大きいでしょう。一家のまとめ役として、また家事の担い手として、来客への応対などに忙しいことも少なくないでしょう。臨終の前後に集まったご親戚などが亡くなった患者さんを取り囲み、日常的にそばにいたご家族は居場所を失ってしまうこともあります。

　では、ご家族のなかでも "肝心な人" がエンゼルケアを始めるその場にいなかったら、どうしたらよいのでしょう？

　まずは直接、

> 「これからお体をきれいにしたいのですが、ご一緒になさいませんか？」

などの声かけをしてみてください。それでもいらっしゃらず、動揺が強いご様子であれば、兄弟やいとこ、お孫さんなど "ちょっと距離のあるご家族" に、

094　「領域・シチュエーション別のエンゼルケア」編

> 「これからお体をきれいにしますので、
> 奥さまをお呼びいただけませんか？」

と、声かけをしてみてください（ちょっと距離のある方にお願いするのは、そのほうが冷静に応答できたりするからです）。

来客の応対などに忙しい場合は、お願いできそうなご家族に、

> 「これからお身体を拭いたりしますが、まず○○さんにご一緒願いたいので、その間代わりにお客様への対応をお願いできますか」

と、応対の代行をお願いしてみましょう。

訪問看護師であれば、どんなご家族がいて、どういう関係なのかをある程度知っていると思います。うまく役割分担して、みなさんにご協力いただくことで、エンゼルケアの時間だけは確保できるよう調整してみてください。

それでも"拒絶"の場合には

急死や受け入れがたい死であった場合など、看護師がエンゼルケアをするのを拒まれる方もおられます。

> 「とても大切な看取りの時間となりますので、
> そのお手伝いをしたいのです」

という気持ちを率直にお伝えしましょう。ご家族が最期の看取りの時間を過ごされるサポートを訪問看護師がする、というスタンスを示すのがよいように思います。

それでも拒まれる方には、無理強いはせず、しかし、その場合も、別のご家族などに必ず入っていただきましょう。そうすれば、のちのちに

「こういうふうにケアしたんだよ」と伝わることもあるでしょう。訪問看護師だけでエンゼルケアを行うと、家族側の誰の記憶にも残らなくなってしまいます。後でご家族で語り合えるよう、誰かしらの記憶に残るように工夫してみてください。

　同じ部屋の中に入っていただいて、ケアをしているところをご覧になっていただくだけでもよいのです。遠巻きにご覧になっている方にも聞こえるよう、「次はこうしますね」と声をかけながら進めてみてください。そのうちに、落ち着いてこられ、何かのきっかけでご一緒になさる場合もあります。

　たとえば、身のまわりのことなどを尋ねてみてください。

> 「いつものヘアトニックはどこにありますか？」
> 「タオルを 1 枚お借りできませんか？」

などのお願いです。すると、「ああ、それなら、洗面所にあるから、取ってくるよ」というふうに、我に返ったように動いてくださることがあります。直接に体に触れなくても、一緒に関わっていただければそれがエンゼルケアなのです。

小さなお子さんにはどう声をかける？

　また小さなお子さんが、たとえば"お母さん"を亡くされたようなとき、ご遺体のそばに近づけなくなることがあるようです。「お母さんが亡くなった」というつらい状況に加え、まわりの大人たちのただならぬ様子に恐れを感じている可能性もあります。

　そのような場合は、訪問看護師を含むまわりの大人が、生前と変わらず接したり声をかけたりすることで、お子さんもそばにいやすくなるのではないでしょうか。

> 「お母さんが寂しいと思うから、そばにいてあげよう。
> 手を握っていてあげよう」

などの声かけをしてみてください。たとえば、マニキュアを爪に塗ってもらうなど、自然と触れられるような機会をつくってあげてください。そうして言葉を交わしているうちに、"お母さん"への思いを話してくれるようなこともあります。

　大人より子どものほうがむしろ自然にご遺体に接しているという話も聞きます。病院でのエピソードですが、"おばあちゃん"を亡くしたお孫さんが、赤いマジックを持ってご遺体に近づいてきたという話があります。このときは、咄嗟に近寄らないようお孫さんを制してしまったのだそうです。後から考えてみると、おしゃれだった"おばあちゃん"の、病気のために色が悪くなってしまった爪を塗ってあげたかったのではないかと、担当した看護師が後悔していました。「何かやってあげたい」という子どもの気持ちも尊重してあげてほしいと思います。

　ご遺体が変化していく様子を見ることを含め、エンゼルケアは、子どもにとっても「死」に接し、受け止めていくための大切な実感の機会です。"お父さん"を亡くした幼子たちが父親のひげを剃ってあげている姿を見て、そのお母さまは「この子たちは、大人になっても、きっとこの感触を覚えているだろう。やらせてもらって本当によかった」とおっしゃったそうです。

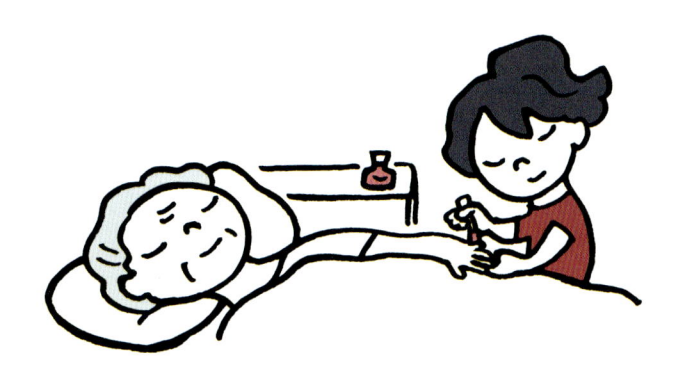

ご家族・ご親族が大勢だったら？

　在宅看取りでは、同居のご家族だけでなく、多くの親族が集まっていることがあります。一度に全員にエンゼルケアを行ってもらうことは難しいので、配慮・調整が必要です。

　私の実家の地域では、在宅看取りが主流だったころ、"近しい人"からお別れのお世話するということが暗黙の了解になっていたようです。その作法を知る年長者からの教えや促しがあったようです。地域共同体のなかで看取りが行われていた所では、そのような形が多かったのではないでしょうか。しかし、臨終の場が病院でも在宅でも、地域の年長者が作法を教えるような場面は見られなくなり、それに近い役を誰かが担う必要が出てきているように感じます。

　清拭や着替えまでは、ごく"近しい人"だけに入っていただき、顔のエンゼルメイクに入る段階で、

> 「お隣の部屋にいるみなさんにも入っていただきませんか？」

と提案するのもいいと思います。

"葬儀社さん"との調整

　エンゼルケアの場面で、葬儀社の方が「あとは、私たちに任せてください」と声がかかることもあるかもしれません。もっとも望ましいのは、事前に「ここまでは看護でやります」とお伝えし、「1時間かかりますので、その後ご葬儀の準備をお願いします」というふうに時間調整もしておくことです。

　在宅では、葬儀社との連携が、より重要になってきます。うまく役割分担をすることで、互いの強みをいかし合ってあってください。

《コラム》

●病院で亡くなった場合でも、自宅でエンゼルケアができる

　在宅看取りを望んでいても、最終的には病院で亡くなられることも少なくありません。また、「最後は家に帰りたい」と願いながら、退院できないまま亡くなってしまい、それが心残りになる場合もあります。

　最近は、病院から葬儀会場や火葬場へとご遺体を直接お運びするケースも増えているようですが、一旦ご自宅にお連れしてエンゼルケアすることもできないことではありません（ご遺体を自家用車などで移送することも法律的に問題ありません。念のため「死亡診断書」を携えておけば、より安心です）。ある事例では、強く「家に帰りたい」と願っていた男性を、病院で亡くなった（亡くなる直前に入院）後、自宅に連れ帰り、2日間は、子どもや孫たちで生前の在宅療養していたころと同様のケアしたのだそうです。朝起きて口腔ケアをしたり、疼痛緩和の貼付剤を時間どおり貼り替えたり、一緒にテレビを観たりもしたといいます。

　遺体管理の専門家によると、きちんと冷却さえすれば、「1週間」はご自宅安置をしても問題ないとのこと。火葬後には、二度と取り戻せない最期の時間です。ご本人・ご家族の想いに応じて、30分～1時間のエンゼルケアにとどまらず、長く一緒に過ごすことも可能なのです。それには、「病院」や「葬儀社」との連携が重要です。ご家族が心置きなく死後のケアを行えるよう、いつものパターンにしばられない配慮が今後必要になってくるでしょう。

在宅で、死亡診断の前に
エンゼルケアを始めていいのでしょうか？

Q 在宅では、医師による死亡診断がすぐにできないことがあります。それでもすぐに"死後のケア"を始めたほうがよいのでしょうか？

A 亡くなられた時間帯によっては、翌朝まで医師による死亡診断ができないなど、長いときは 8 時間近く、実際の「死亡」と「死亡診断」にタイムラグが生じる場合もあるようです。死後の変化は、死亡直後から始まるので、必要なケアはご家族の了承を得て、すぐに行ったほうがいいでしょう。

できれば医師と「死亡診断がすぐにできない場合にどうするか」をあらかじめ相談しておきましょう。死亡診断の前に看護師がエンゼルケアを始める場合は、そのことを医師からもご家族に一言伝えてもらえると、より安心されるでしょう。

ポイント！
「冷却」「乾燥対策」「口腔ケア」は早めに

「腐敗」は不可逆的なものですので、ご家族の了承を得たうえで、応急の「冷却」はできるだけ早く始めたほうがよいでしょう。また「乾燥」対策は、生きていらしたときと同じ感覚で「保湿」ケアをしてください。

死後硬直は、顎から始まります。そのため「口」は早い段階で開きにくくなってしまいます。口腔が汚れたままだと「臭気」の原因になってしまいますので、これも生きていらしたときと同じ感覚で「口腔ケア」

は早めにしましょう（→p.68）。もちろん、ご家族の了承を得てください。

　同じ理由で、「入れ歯」も早く入れてあげたほうがよいでしょう。ただし、生前の入れ歯は、すでに合わなくなってしまっているおそれがあります（死後硬直が進むと、ますます入れにくくなっていきます）。合わない入れ歯を無理に入れることは、口腔内を傷つけることになってしまいます。エンゼルケア用の義歯「エンゼルデンチャー」という製品は、手で成形したり、ハサミでカットできますので、口元から含み綿がのぞく不自然さもなく、おすすめです。

　「清拭」や「着替え」なども、できれば硬直の進む前の早い段階で済ませたほうがよいでしょう。

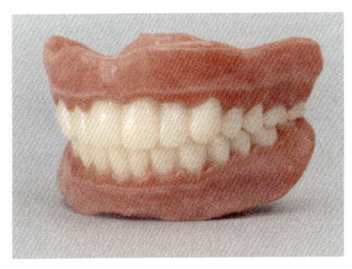

エンゼルデンチャー
（上下一対 1300 円、
株式会社素敬 http://www.sokei.jp/）

《 コラム 》

●亡くなった方とご家族への"ねぎらい"の気持ちで

　病院では死亡診断の後に、ご家族が医師に「ありがとうございました」と言う場面がよく見られます。しかし在宅では、亡くなった患者さんとそれまで在宅介護をがんばってこられたご家族に対して、医師のほうが自然と「おつかれさまでした。（一緒にがんばってくれて）ありがとうございました」と言うことがあるというエピソードを聞きました。これまでつらい思いもされてきたご本人・ご家族にとって、医療者からの"ねぎらいの言葉"はきっと力になることでしょう。

在宅でのエンゼルケアのタイミング

ご遺体の鼻や口の周辺に、虫が寄ってきました

Q 訪問看護ステーションに勤務しています。ある利用者さんが亡くなり、お通夜の直前に改めて伺ったときに、ご遺体の鼻や口の周辺に、ショウジョウバエのような虫が寄ってきていて、たいへん困惑しました。予防策はあるのでしょうか。

A 虫は臭気に寄ってきます。ご遺体から発する臭気としては、まず生じやすいのが口内や眼内の臭気、褥そうの変化による臭気、その後の身体の中からの腐敗臭などがあります。できる範囲で保清や臭気対策、腐敗対策を行いましょう。

> **ポイント！**
> ## 誰にでも起こる可能性のある自然な現象だと伝える

　エンゼルケア時にできることは、口内や眼内に対しては、できる範囲での保清です。また、滲出液が出やすく、かつ身体の仙骨部など身体の後面にある褥そうは、体重のかかる場所で悪化しやすく、臭気が発生しやすいので、できれば細菌の繁殖を抑えるための消毒をし、ガーゼやラップを使用してしっかり覆います。

　さらに、腐敗を抑える冷却をしっかり行っておきます。夏など気温の高い時期などは特に冷却に注力します。

　ただ、以上のような適切な対応をしても、環境やご遺体の状況によっては臭気が発生してしまいます。虫が寄ってきたことを、遺体ならではの事態と捉えて、ご家族が困惑されている場合は、ご遺体、生体にかか

「領域・シチュエーション別のエンゼルケア」編

わらず、臭気があれば虫は寄ってくるものであり、どなたにも起こる可能性のある自然な現象であることを説明し、市販の虫除けで対処なさるようアドバイスするといいでしょう。また、葬儀の方は、虫除けや臭気対策についていろいろなノウハウを持っていますから、葬儀サービスを受ける場合はそちらにご相談いただくことを説明に付け加えるのもいいでしょう。

《コラム》

●異状死扱いになる場合について

　終末期にあり、急変が予測される状態であっても、ご自宅などで身内が亡くなられた場合、ご家族があわてて救急車を呼び、警察に連絡が行き、「異状死」扱いになるケースがあります。そして、「検視や検死（検案）」などの必要が生じます（事件性の有無を判断するために、警察官などが家の中に入り写真を撮ったり、病歴や生命保険などについて聴取されることになります。場合によっては、遺体が一時警察署預かりとなったり、解剖となることもあります）。そうならないように、ご家族と十分なコミュニケーションをとっておく必要があるでしょう。
　通報でかけつけた救急隊員が病院に搬送しない「明らかに死亡している」とする判断要素は、体幹や頸部の轢断が確認されたような場合のほかに、下記の6項目の観察結果がすべて得られた場合です。1つでも観察されない場合は救護を積極的に行うのが望ましいとされているようです。

●救急隊の不搬送判断のための観察項目例
・意識レベル300（痛み刺激に全く反応しない）
・呼吸を全く感じない
・総頸動脈で脈拍が全く触知できない
・瞳孔の散大が認められ対光反射が全くない
・体感が感じられず、冷感が認められる
・死語硬直または死斑が認められる

▶「ルール作り、対応例」編

院内で慣わしごとをしないと決めたのですが、ご家族から強い要望がありました

Q 院内で話し合って慣わしごと（たとえば顔に白い布をかける）をしないと決めたのですが、根拠を説明しても、慣わしごとをしてほしいというご家族がいます。この場合は、どうしたらいいでしょうか？

A してほしいということであれば、してさしあげるのが望ましいと思います。
私の感触としては、遺体であることの印づけといえる慣わしごとを希望するのは、生きているときと同様には扱って"ほしくない"と考えるご家族に多い気がします。従来の死後処置の形式では、ほとんどの場合、顔に白い布をかけ、手を組ませてきたわけですので、「そうするものだ」「してほしい」という感覚のご家族がいらっしゃるのは自然ともいえます。
また、生きているときと同じように、「苦しくないか」「寒くないか」とご遺体を気遣ってほしいと感じる一方、顔には白い布をかけてほしい、と思うご家族もいらっしゃるかもしれません。

Q そうですよね。

A そんなとき、どう判断したらいいかわからず、その場で困惑しないように、職場における基本姿勢をスタッフ間で確認しておくのが大切だと思います。ちなみに、エンゼルメイク研究会がともに検討してきた榛原総合病院では、死後ケアの基本姿勢として「死後処置ではなく、ご退院のための準備を行う」「患者

の○○さんとして接し、基本的に遺体らしい外見にしない」などがあり、それをベースに、ケースに応じた対応をしています。

ポイント！
"その人らしさ"と"ご家族の思い"を大切に

　看護師による死後のケアの段階では、"その人らしさ"や"ご家族の思い"を大切にすることが第一義と考え、不必要なことや"遺体らしく"はしないほうがよいと考えています。服装も、ご家族がよいと思うものでよいでしょう (p.61)。限られた時間ですので「保清」「身だしなみ」に力点を置きながら、ご家族が行う手浴や更衣などのエンゼルケアをサポートしてあげてください。

　ご年配の方で"慣わし"どおりにしないことで不安に思われる方もいるかもしれませんが、葬儀社にバトンタッチしたあとで「儀式の準備」として"遺体らしい"整えにしてくれるはずです。急いで遺体らしくする必要はありません。そのことをご家族に説明するのもいいでしょう。

　重要なことは、病院や訪問看護ステーションとして、死後のケアにおける"スタンス"を明確にし、スタッフ間で共有しておくことだと考えています。そのなかで、"慣わし"などを行わない理由についても説明できるようにしておきましょう。

ポイント！
"必要を感じないこと"はしない

　「綿つめ」は、エンゼルメイク研究会では次の4点について検討し、原則として「行わなくてもよい」という結論に達しました。詳細は、拙著『説明できるエンゼルケア』をご参照ください。

❶綿は漏液をせき止める"栓"の役割を果たさない
❷"つらい印象"があり「できればしてほしくない」という家族が多い

❸ "死" を印象づける綿つめは、看護師のケアとしては行わない
❹ 出血している場合は、"応急処置" として綿をつめる判断もよい

　ある調査によると、鼻腔や肛門からの漏液の頻度は「20人に1人」くらいだそうです。臨終時や臨終直後以外の漏液の原因は、腐敗による体内圧の高まりがほとんどです。腐敗対策さえしてあれば、漏液の確率はとても低くなります。
　万一、漏液があった場合はぬぐえばよいわけです。「綿つめ」行為に時間をかけるよりも、つめ切りや足浴などほかのケアに時間を使ったほうがよいと考えています。
　しかし、臨終直後に鼻出血してそれを止めてほしいとご希望の場合や、ご遺体への"恐れ"の感情から「液が出たら怖い」という感覚を持たれる方もおられるでしょう。もし「綿つめ」を行う場合は、"割りばし"ではなくセッシの使用をおすすめします（割りばしの角で粘膜を傷つけ、そこから出血してしまうおそれがありますし、セッシのほうが思うように詰めやすいからです）。

ポイント！
「地域の風習」「信仰」を知っておこう

　在宅ケアの場合は特に、一般的な"慣わし"とは別に、その地域ならではの「風習」があるかもしれません。地方では、都市部よりも風習が残っていることがあります。
　また、ご本人・ご家族に「信仰」がある場合、その宗教ならではのやり方があると思います。たとえば、イスラム教では本来は「火葬」が禁忌だとか、ユダヤ教ではご遺体の整えを「担当のラビという役割の人でなければ行うことができない」とか、「たて結び」を避ける日本の宗教があるとか……。できればあらかじめ希望などを聞いておき、宗教や地域の風習の違いによるその人ならではの希望を最大限尊重しましょう。

ポイント！
慣わしごとを行うか行わないか、職場ごとに検討を

　職場の基本姿勢が決まっていないと、ひとつひとつの対応について、行うか行わないか判断に迷う原因になったり、後悔や不安が残ったりします。毎回悩んだり、スタッフによって対応が違うのは問題ですね。慣わしは、地域によっても方法や言い伝えなどが違う場合もあるので、勤務先の地域性をリサーチし、慣わしごと関連の書物なども参考にしつつ、ケアの立場として、また職場としてどう捉えるのか、話し合ってみるといいと思います。

　また、慣わしごとをしないと決めていても、四角い白い布などは少し常備しておくと、ご家族から使ってほしいと要望があるようなケースにも対応できます。

　ただ、あなたの職場で、慣わしごとは一切行わないという方針にしたのなら、その考えと、慣わしごとを希望する場合は退院後に行えることなどを十分に説明のうえ、方針どおりにするというのもひとつのあり方です。説明は口頭で行い、さらにお渡しする退院時文書にも盛り込むと、誠実な対応になると思います。

　また、いかにも遺体という四角い白い布はかけたくないけれど、帰るあいだは顔に何かをかけておきたいという場合は、たとえば、柄のハンカチをかけるというような判断もよいのではないでしょうか。

慣わしごとの例

- 四角い白い布
- 左前
- 手を組ませる
- 綿つめ
- たて結び

病棟マニュアルの作成を任されました

Q はじめて、職場の病棟マニュアル作成の責任者になりました。テーマはエンゼルケアです。これまでは古い死後処置マニュアルしかなかったので、それを改変するのではなく、一から作成することになりました。一度作成すれば、それが長らく使われることになると思うので責任重大です。プレッシャーもあり、どこから考えていったらいいか…。アドバイスをお願いします。

A まずお願いしたいのは、マニュアルを作成しても、それで終わりではなく、その後も、議論やロールプレイなどの検討を続けて、随時改訂していく構えで取り組んでほしいということです。

マニュアル作成のポイント

　マニュアル作成にあたり、はじめに考えるべきことは、エンゼルケアの目的、目標です。「何のために」「何を重視して行うのか」を最初に整理しておくことで、マニュアルの内容が決まってきます。

　エンゼルメイク研究会の協力病院である榛原総合病院のエンゼルケアのマニュアル「逝去時の看護」の内容を参考としてご紹介します。青文字の部分がマニュアルの項目で、黒字は書かれている内容を説明しています。

　榛原総合病院のマニュアルは、手順や心がける点のほかに、声かけ例やその項目に関連した院内の事例などを盛り込んで、新人さんや他院から移ってきたナースにも意図が理解でき、実践できるように作成されているのが特徴です。表現の端々から、冒頭の項目で示されている逝去時

の看護の定義を意識しているのがわかります。また、院内のエンゼルメイク研究会の月1回の定例会におけるディスカッションやロールプレイの結果を受けて随時微調整をしています。

　ケアの流れや技術だけではなく、ご家族への声かけや説明、接し方の細部などに、ケア側の考え方があらわれます。また、社会情勢も変化しており、看取りへの考え方に影響している面もあります。地域によっても多少考え方の違いもありますから、さまざまな角度から検討し、あるいは実践で得た教訓をいかして改訂していけば、その職場らしくマニュアルが熟成していくのではないでしょうか。

〔マニュアル作成例〕

榛原総合病院　「逝去時の看護」院内マニュアル（項目のみ）
A4判　全体28頁　（　）内は頁数

1. 逝去時の看護とは（ご臨終から退院されるまでのケア）（1頁）
　「亡くなられても、退院されるまでは大切な患者様であり、人としての礼節を重んじ最後のケアとして看護することをいう」と明記しています。

2. 逝去時の家族への対応手順（1頁）
　ここでは、医師の臨終告知時やそのあとのナースの態度や言葉がけの具体例、その後のお別れの時間のための環境の整えなどを説明しています。

3. 退院についての説明（1頁）
　退院までのおおまかな流れに関する説明、保清、着替え、顔のメイク（手順は別ページ）、退院後の説明について、具体例とともに配慮すべき点も書かれています。

4. 保清の方法（頭髪、耳・鼻、眼内、口腔、詰め物、着替え）（2頁）
　清拭、シャワー浴、洗髪（簡易洗髪）、眼内の処置、口腔の処置、綿つめ（基本的に行わないことについて）、着替えについて、ご家族への声かけ、手順、死後変化もまじえた配慮のポイントなどが記されています。

5. メイク（死化粧）の基本 （4頁）
（※段階ごとに事例を入れ、手順やポイントが解説されている）
　ご家族の参画が望ましく、一方的でなく、ひとつひとつの行為を確認しながら選択していただき実施するところにケアが発生する、と前置きしたのち、クレンジング・マッサージから口紅までの手順と、声かけ例や、必要箇所に対応事例（たとえば、クレンジング・マッサージの部分で、マッサージにより酸素チューブ痕が軽減したなど）をいくつも盛り込んで構成しています。

6. トラブル対策 （1頁）
（1）開眼している場合、（2）るいそう、（3）肌の乾燥、（4）口が閉じない、（5）瘢痕傷のある場合それぞれに、具体的な対応法が記されています。

7. 退院時の搬送についての説明　（葬儀業者に関連した説明）（1頁）
　次の5つの状況別に、対応法が言葉かけ例とともに記されています。
- **医師から臨終告知があり、お別れの時間をもったあと**
　ご家族のうち誰に説明するべきか、だいたいの退院予定時間について知らせることなどについての説明の仕方。
- **葬儀業者への連絡方法**
　ご家族が葬儀業者に連絡する際の連絡内容について、ご家族に具体的にアドバイスすること、ナースが直接行うこととしては、院内の警備室への連絡など、院内の約束事に沿った対応についても漏らさず記しています。
- **葬儀業者が到着した際**
　葬儀社が到着した際に、患者さんを搬送し、迎えるこまかな手はずについて記しています。
- **死亡診断書**
　医師が死亡診断書を作成したあとの対処方法、夜間の場合などについて。
- **お見送り**
　言葉かけ例や心構えなど。

8. 霊安室使用の場合（1頁）

　榛原総合病院では、基本的に霊安室には安置せず、病室から直接退院していただく流れになっています。霊安室は、ご遺体用の冷蔵庫が設置されている部屋で、冷蔵保存が必要な場合などに使用します。使用する際の必要部門への連絡や、冷蔵庫使用上の注意点、死者にまつわる祭事は行わないといった留意点が、この項目に記されています。

9. 解剖時の対応（2頁）

　解剖の種類など、解剖自体の解説と、病理解剖が行われる際の、流れや必要箇所への連絡、必要書類や配慮すべき点やなどが書かれています。

10. エンゼルメイク研究会活動（1頁）

　各セクションのスタッフへの理解のために院内のエンゼルメイク研究会の設立目的や概要と、具体的活動内容を説明しています。

11. エンゼルメイクセットメンテナンス、補充（2頁）

　各セクションに常備されている、顔のエンゼルメイク用のエンゼルメイクセット（エンゼルメイク研究会の企画・監修のもの）の管理のために、物品の一覧を掲載し、清潔に整理し、補充する方法が記されています。
　また、エンゼルメイクセットは、その物品の名称などがわかるようにカラー写真で示しています。

【資料1】エンゼルメイクの実際手順書（8頁）
前出の5.の追加解説として、クレンジング・マッサージからこまかに段階を追って、ナースがモデルとなって行った実際の写真とともに、顔のエンゼルメイクの手順・方法が解説されています。

【資料2】退院時説明書　ご家族の方へ（1頁）
コピーしてご家族に渡すための、退院時文書の原本です。

退院後に問い合わせの電話が よくかかってきます

Q 退院後、ご家族から問い合わせの電話が入ることがあるそうですね。

A いまの時代、ご遺体が変化するという実感がもちにくいのと、身内を失った直後で平静ではいられないことなどもあって、ご遺体に何か変化が起きると、驚いて電話をかけてこられるようです。

Q どんな内容の問い合わせが多いんですか？

A 退院するときは口が閉じていたのに開いてきた、皮膚に水泡ができた、鼻から漏液があった、黄疸のあった方で肌の色が大きく変わった（→ p.50）、口紅がはげてきたけれど上から塗ってもいいか、など、いろいろな問い合わせがあります。死後硬直に驚いて電話をかけてくるケースもあります。

Q びっくりしてしまわれるんですね。

A そのときの対応としてまず大事なのは、安心していただくこと。「大丈夫、心配ないですよ」ということを伝え、「ご遺体は、いろいろに変化するのが自然で、異常なことではありません」とはっきり言い、場合によっては病院では適切な処置が行われたことを冷静に伝えましょう。

ポイント！
ご遺体の変化は自然なこと、と伝える

　喪失というつらい事態に加えて、医療に対してもともと複雑な思いがある場合などは、「さっきまで病院にいたんだから、病院が何か変なことをしたのではないか」、あるいは「対処を間違えたのではないか」などと、思われるご家族もなかにはいらっしゃるようです。

　急性心筋梗塞で亡くなられた方などの場合、数時間後に、顔にかなり強いうっ血が出ることがあるので、それを知らないご家族が「病院で殴られたのではないか」と思ってしまったケースもあったと聞きます。

　そのような人たちには、ご遺体は変化するものだということを説明し、病院でも適切な処置が行われたと伝えることは、看護師の重要な役割です。

　死後変化の説明の際に、特に注意が必要なものに"腐敗"があります。直接的に"腐敗"という言葉を使うことは避けたほうがいいかもしれませんが、「個人差や病状によっても、出方は異なりますが、そういう変化は、みんなある」と話し、安心していただきましょう。安心していただいた後に、どういう対応をしたらいいかについて、お話しするといいでしょう。

ポイント！
クレームとして受けない

　ご家族からの急な問い合わせには、動揺してしまうこともあるでしょう。実際、"訴える"などという言葉が出かねない場面でもあるので、電話を受けるほうも注意が必要です。

　喪失直後のつらい感情の表出と解釈し、「あぁ、そうですか」などと受け止めたまま何も言わなかったり、気の毒だと思い絶句してしまったりすると、「やっぱりそうなんだ。病院が何か間違った対処をしたんだ」

と解釈してしまうご家族もまれにいらっしゃいます。

　ご遺体に関する知識がなかったり、びくびくした対応になったり、何も言わない、他の人にまわすなど、クレームを扱うような接し方は避けるようにしましょう。

ポイント！
遺体の変化の理解がご家族の安心につながる

　ご家族には、身内を亡くしたつらさがありますし、それをぶつける先がないため、攻撃という形の表現になってしまうことがあります。悲嘆のプロセスの１つといえるでしょう。ですからそこは、敵対した感じにならないように、状況を冷静に説明したうえで、その後の対応についてアドバイスするようにしましょう。

　そのためには、ご遺体の変化を把握し、その後の対応について整理しておく必要があります。それがエンゼルケアのさまざまな場面で、自信をもって判断することにもつながると思います。

《コラム》

●革皮様化させないひげ剃りの方法

　電気カミソリを使う場合でも、T字カミソリを使う場合でも、皮膚を傷めないように、剃る部分に必ずクリームを塗ります。手元にあればシェイビングクリームやジェルやフォームを、なければ石鹸をよくあわ立てて用いるといいでしょう。

　カミソリをやさしく当て、そっと剃っていきます。電気カミソリでは、皮膚の上にカミソリをのせたままずらすのではなく、剃る部分に、シェーバーをそっと当てて放す、という動作を繰り返す方法で行います。

　剃り終わったら、蒸しタオルで静かにぬぐい、クリームなど油分をたっぷりのばします。

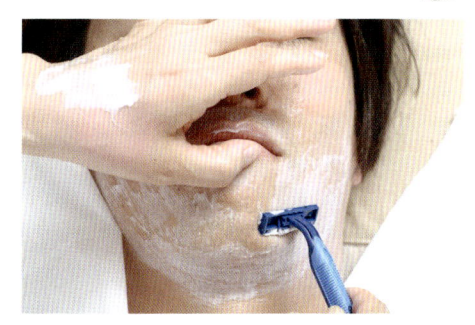

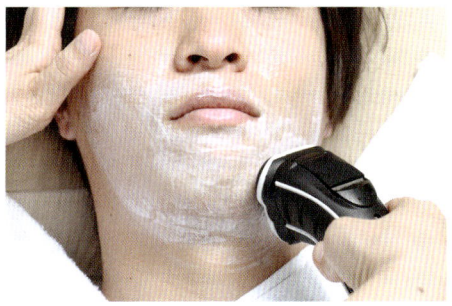

亡くなるまで一度も面会がなかったご家族から、病状や経過を聞かれました

Q 高齢の男性Rさんが亡くなり退院しました。同居の長男が家族代表として病院側とのやりとりなどしており、彼に病状説明など行っていましたが、Rさんが退院した翌日、結婚して別に住んでいるRさんの次男から、Rさんの病状や経過をカルテとともに説明してほしいという電話がありました。長男、次男間は不仲なようでした。
結局、次男は病院にやってこなかったのですが、このようなケースを含め、個人情報保護法の観点から、亡くなった患者さんの情報の取り扱いで知っておいたほうがよいことを教えてください。

A 亡くなった人の情報に関しては、個人情報保護法の適用外です。しかし、家族から診療情報や介護関係の記録の提供などを求められた場合には、厚生労働省の「医療・介護関係事業者における個人情報の適切な取り扱いのためのガイドライン」(資料1、→p.118)には、「患者・利用者本人の生前の意思、名誉等を十分に尊重しつつ、特段の配慮が求められる」とし、「診療情報の提供等に関する指針」(資料2、→p.118)の9において定められている取り扱いに従って、医療・介護事業者は、同指針の規定により遺族に対して診療情報・介護関係の記録の提供を行うものとする、と明記されています。

亡くなった方の情報の取り扱い

　ご質問にあったケースでは、次男も同じRさんの子なので、兄弟間の争いとは関係なく、開示請求があれば開示すべきでしょう。その際、次男が病院に連絡してきたことは、次男と病院間のプライバシーであり、そのことを不用意に第三者の長男に伝えることには慎重にならなければなりません。さらに、診療録などの記録物に家族に関する個人情報が入っている場合は、その家族の了解が必要です。ですから、ご質問にあったようなケースでは、職場の個人情報保護法や情報提供の担当の方、法律関係の担当者に相談したほうが、より適切な対応ができると思います。

◎葬儀関係者への情報提供

　ある病院では、エンゼルケアの検討のなかで、葬儀関係者への情報提供（疾患名や褥そうなどの有無、ストーマや器材装着の有無などの患者情報）をしたほうがよいのではないかという意見があったそうです。看護職の手を離れた後は、葬儀関係者が中心になってご遺体を管理することが多く、情報提供をしたほうが適切な対応をしていただけるのではと考えたようです。

　しかし、葬儀関係者は、家族やそれに準ずる人ではないので情報提供を求めたとしても、求め得る人の範囲ではありませんし、ましてや、病院側から積極的に葬儀関係者に情報提供した場合、いわゆる人格権の侵害（→p.11）などの問題に発展するおそれもあります。ですから、ご遺体の情報はご家族にしっかりお伝えしておき、必要であれば葬儀関係者の方には、直接ご家族に情報を求めるようにしていただくのがいいでしょう。

資料1 「医療・介護関係事業者における個人情報の適切な取扱いのためのガイドライン」より　厚生労働省

平成16年12月24日（平成18年4月21日改正 平成22年9月17日改正）

8. 遺族への診療情報の提供の取扱い

法は、OECD 8原則の趣旨を踏まえ、生存する個人の情報を適用対象とし、個人情報の目的外利用や第三者提供に当たっては本人の同意を得ることを原則としており、死者の情報は原則として個人情報とならないことから、法及び本ガイドラインの対象とはならない。しかし、患者・利用者が死亡した際に、遺族から診療経過、診療情報や介護関係の諸記録について照会が行われた場合、医療・介護関係事業者は、患者・利用者本人の生前の意思、名誉等を十分に尊重しつつ、特段の配慮が求められる。このため、患者・利用者が死亡した際の遺族に対する診療情報の提供については、「診療情報の提供等に関する指針」（「診療情報の提供等に関する指針の策定について」（平成15年9月12日医政発第0912001号））の9において定められている取扱いに従って、医療・介護関係事業者は、同指針の規定により遺族に対して診療情報・介護関係の記録の提供を行うものとする。

資料2　厚生労働省　医政発第0912001号　平成15年9月12日 「診療情報の提供等に関する指針」より

9. 遺族に対する診療情報の提供

○ 医療従事者等は、患者が死亡した際には遅滞なく、遺族に対して、死亡に至るまでの診療経過、死亡原因等についての診療情報を提供しなければならない。

○ 遺族に対する診療情報の提供に当たっては、3、7の(1)、(3)及び(4)並びに8の定めを準用する。ただし、診療記録の開示を求め得る者の範囲は、患者の配偶者、子、父母及びこれに準ずる者（これらの者に法定代理人がいる場合の法定代理人を含む。）とする。

○ 遺族に対する診療情報の提供に当たっては、患者本人の生前の意思、名誉等を十分に尊重することが必要である。

3. 診療情報の提供に関する一般原則

○ 医療従事者等は、患者等にとって理解を得やすいように、懇切丁寧に診療情報を提供するよう努めなければならない。

○ 診療情報の提供は、①口頭による説明、②説明文書の交付、③診療記録の開示等具体的な状況に即した適切な方法により行われなければならない。

7. 診療記録の開示

(1) 診療記録の開示に関する原則

○ 医療従事者等は、患者等が患者の診療記録の開示を求めた場合には、原則としてこれに応じなければならない。

○ 診療記録の開示の際、患者等が補足的な説明

を求めたときは、医療従事者等は、できる限り速やかにこれに応じなければならない。この場合にあっては、担当の医師等が説明を行うことが望ましい。
(3) 診療記録の開示に関する手続
○ 医療機関の管理者は、以下を参考にして、診療記録の開示手続を定めなければならない。
① 診療記録の開示を求めようとする者は、医療機関の管理者が定めた方式に従って、医療機関の管理者に対して申し立てる。なお、申立ての方式は書面による申立てとすることが望ましいが、患者等の自由な申立てを阻害しないため、申立ての理由の記載を要求することは不適切である。
② 申立人は、自己が診療記録の開示を求め得る者であることを証明する。
③ 医療機関の管理者は、担当の医師等の意見を聴いた上で、速やかに診療記録の開示をするか否か等を決定し、これを申立人に通知する。医療機関の管理者は、診療記録の開示を認める場合には、日常診療への影響を考慮して、日時、場所、方法等を指定することができる。
　なお、診療記録についての開示の可否については、医療機関内に設置する検討委員会等において検討した上で決定することが望ましい。
(4) 診療記録の開示に要する費用
○ 医療機関の管理者は、申立人から、診療記録の開示に要する費用を徴収することができる。

8. 診療情報の提供を拒み得る場合
○ 医療従事者等は、診療情報の提供が次に掲げる事由に該当する場合には、診療情報の提供の全部又は一部を提供しないことができる。
① 診療情報の提供が、第三者の利益を害するおそれがあるとき
② 診療情報の提供が、患者本人の心身の状況を著しく損なうおそれがあるとき
〈①に該当することが想定され得る事例〉
・患者の状況等について、家族や患者の関係者が医療従事者に情報提供を行っている場合に、これらの者の同意を得ずに患者自身に当該情報を提供することにより、患者と家族や患者の関係者との人間関係が悪化するなど、これらの者の利益を害するおそれがある場合
〈②に該当することが想定され得る事例〉
・症状や予後、治療経過等について患者に対して十分な説明をしたとしても、患者本人に重大な心理的影響を与え、その後の治療効果等に悪影響を及ぼす場合
※ 個々の事例への適用については個別具体的に慎重に判断することが必要である。
○ 医療従事者等は、診療記録の開示の申立ての全部又は一部を拒む場合には、原則として、申立人に対して文書によりその理由を示さなければならない。また、苦情処理の体制についても併せて説明しなければならない。

あとがき　これからのエンゼルケア

　従来の死後処置は、現場によって多少のバリエーションはあるものの、だいたいは同じ流れ・内容で実施されてきました。それを見直す（エンゼルケアを提案する）作業は、死後処置という〈型〉をなくすことでもありました。ご遺体の変化へ配慮し、ケアの押し付けにならないよう、ご家族それぞれの意向に添うことを重視していくと、これまでの型にこだわらず、柔軟に判断し対応する必要が出てきたのです。

　ご家族はエンゼルケアが行われるそのときに、したいことを具体的に、そして即座に考えることは難しく、また、あらかじめどうしたいか考えおくことも困難な場合が通常です。検討を通して、ケア側から行うことを提案しながら、ご家族の意向を大切にして進めていく形が現実的であることがみえてきました。

　つまり、現在の、そしてこれからの看取りにあったエンゼルケアの新しい〈型〉を意識し、保清や身だしなみの整えを軸として、これだと思うことを、型として組み込んでいく必要を感じたのです。ただ、ここでいう型は、あくまでも目安のようなものです。型があればこそ、ご家族は「それはしたくない」「したい」「別の○○がしたい」と考えることができるわけで、行うことを柔軟に変更するための、型にはまらないための〈型〉です。

ナース発案の「抱きうつし」

　〈型〉を考えるうえで、参考になると思われる例「抱きうつし」を紹介します。

　鳥取県にある「野の花診療所」で行っている「抱きうつし」は、ベッドから退院用のストレッチャーへのご遺体の移動を、スタッフではなく、ご家族の手で行ってもらうというものです。

　ご家族がご遺体の傍らに並んで立ち、ご遺体の肩、背中、腰、足の下

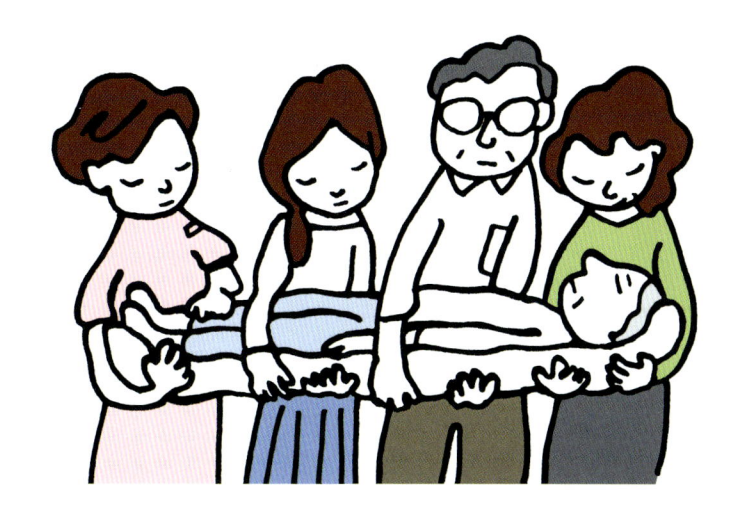

あたりに腕を入れて抱え、ストレッチャーに移します。手の足りない部分、たとえば頭の支えはスタッフが手伝いながら行います。ご家族は、自分の腕や手で、ご遺体の重さや軽さ、そして背中の温もり（ほかの部分の体温は低くなっても、背中はまだ温かい場合が多い）を感じます。そしてご家族からは「おばあちゃん、ずいぶん軽くなったなあ」「まだ、背中が温かい」といった声が聞かれたりします。「自分の手で抱きうつした」という記憶が残ることも、ご家族にとってプラスになるのではないでしょうか。

　ほんのワンシーンではありますが、ケアする側からの促しがなければ、ご家族は抱きうつしを自分たちで行いたいと、なかなか言い出しにくいと思われます。みなさまの職場では何を定番、つまり型に入れていくのか、ぜひ、ロールプレイなどをしながら、これまで定番であったが必要がないと思われるものを確認することも含めて検討してほしいと思いま

あとがき　　121

す。抱きうつしについては、講演やセミナーで紹介すると、多くの方から「うちでも取り入れたい」という声が聞かれますので、今後、各所で定番になっていくのかもしれません。

　榛原総合病院内のエンゼルメイク研究会でも、2012年7月の月例会で「抱きうつし」についてロールプレイを用いて検討したところ、参加したナースたちから、多くの意見や感想が集まったそうです。以下、その一部です。

「人が人を抱くことの優しさを感じた」
「ご家族に〈お運びしますので…〉と声をかけるのは、物のような印象になるため、声のかけ方を検討したい」
「頭を支えるのは、直接肌にふれるので、奥様やご主人などいちばん近い関係の人が担当するのがよいのでは」
「自分が家族を亡くしたときのことを考えると、このような機会を与えてくれる看護師さんに出会いたい」
「誕生の時にも皆に抱かれるから、この世の最期にも抱いてもらえることに人間らしさを感じる」

新しい定番を検討し続ける

　2011年に沖縄で開催された、日本ホスピス・在宅ケア学会のなかで、エンゼルケアについて話す機会をいただきました。その際に、前出の「抱きうつし」の紹介をしたうえで、エンゼルケアの定番に入れたいことを、会場に集まった看護・介護職を中心とした方たちに書いていただきました。基本として、保清を中心とした身だしなみの整えであるエンゼルメイクを実施し、プラスアルファとして、してあげたいこと、配慮したい視点などの意見を求めたものです。結果の一部を紹介します。

- 本人が大事にしていたことなど、思い出を語り合う時間を持つ
- 手足のクレンジング・マッサージ（アロママッサージ）
- 香水の好きだった方に香水をつける
- 本人の好きだったアクセサリーをつける
- お見送りの際、その人にあった花束を贈る
- 入院したところから退院させてあげる
- 主治医やナースから、思い出（生前の話題など）をご家族に語る
- 好きだった飲み物をくちびるに浸してあげる
- スタッフからの感謝の言葉をエピソードを含めて伝える
- スタッフからの一言メッセージを胸に置く
- 記念撮影。メイクして整えたあと、みんなで写真を撮る
- ご家族が、患者さんに触れることができる機会をつくりたい
- 白髪染め（マニキュアタイプ）

　最近は、看取りについて、一般のみなさまの関心も高まっているのを感じます。エンゼルメイクに関する市民講座の依頼も増えました。価値観の多様化、少子多死化、など時代がうねるように変化しているなか、人間の外せない営みである看取りの手段となるエンゼルメイクやエンゼルケアを、ナースだけでなく、いろいろな立場の方の声を大切にしながら、みなでこれからも検討し続けていきましょう。

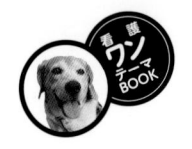

看護ワンテーマBOOK
もっと知りたい
エンゼルケアQ&A［DVD付］

発行	2012年11月1日　第1版第1刷©
著者	小林光恵（こばやしみつえ）
発行者	株式会社医学書院 代表取締役　金原 優 〒113-8719　東京都文京区本郷1-28-23 TEL 03-3817-5600（社内案内）
印刷・製本	アイワード

本書の複製権・翻訳権・上映権・譲渡権・公衆送信権（送信可能化権を含む）は（株）医学書院が保有します。

ISBN 978-4-260-01705-3

本書を無断で複製する行為（複写、スキャン、デジタルデータ化など）は、「私的使用のための複製」など著作権法上の限られた例外を除き禁じられています。大学、病院、診療所、企業などにおいて、業務上使用する目的（診療、研究活動を含む）で上記の行為を行うことは、その使用範囲が内部的であっても、私的使用には該当せず、違法です。また私的使用に該当する場合であっても、代行業者等の第三者に依頼して上記の行為を行うことは違法となります。

JCOPY 〈(社)出版者著作権管理機構 委託出版物〉
本書の無断複写は著作権法上での例外を除き禁じられています。複写される場合は、そのつど事前に、(社)出版者著作権管理機構（電話 03-3513-6969、FAX 03-3513-6979、info@jcopy.or.jp）の許諾を得てください。

看護ワンテーマBOOK

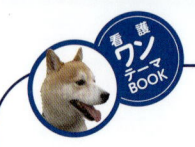

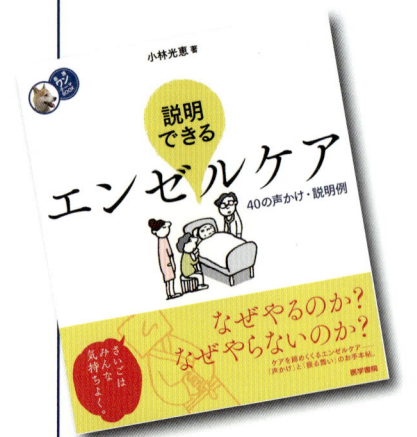

小林光恵 著

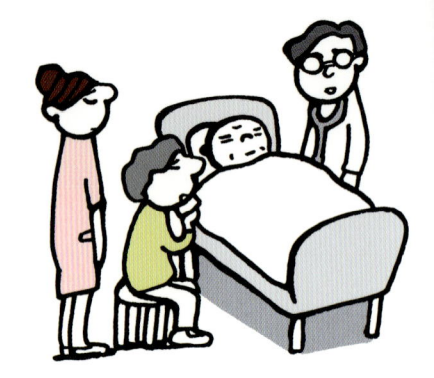

説明できるエンゼルケア
40の声かけ・説明例

一方的なエンゼルケアにしないために。
このご時世に合ったエンゼルケアにするために。

●ご家族に参加をうながすには●死後の身体変化をどう説明するか●下半身に綿つめをしない理由●手を組ませる？組ませない？●なぜ男性もエンゼルメイクをするのか●開口したら、目蓋が閉じにくかったら、入れ歯がはいらなかったらこう言えばいい●なぜリップだけは塗らせてもらうのか●爪きりとマニキュアの意外な効用●生きているときと同様にご遺体を気遣うとはどういうことか

B5変型／128ページ／オールカラー／定価1890円（本体1800円＋税5％）
[ISBN-978-4-260-01436-6]
消費税率変更の場合、上記定価は税率の差額分変更になります

なぜやるのか？
なぜやらないのか？

ケアを締めくくるエンゼルケア——
「声かけ」と「振る舞い」のお手本帖。

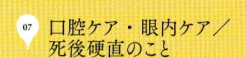

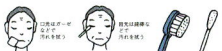

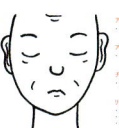

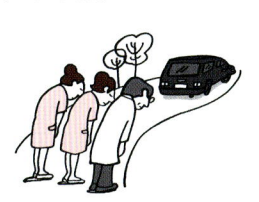

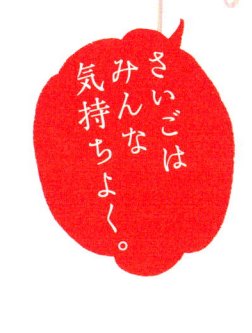

さいごはみんな気持ちよく。

看護ワンテーマBOOK

快適！ストーマ生活
日常のお手入れから旅行まで

松浦信子＋山田陽子 著

「つくった後」が、本番です。
意外に知らないストーマ日常ケアを徹底解説！

ストーマ造設後、在宅や施設で長期間「ストーマとともに生きる」人が増えている。ストーマセルフケアの確立には入院中や、退院後の外来での継続的な指導・学習が大切。患者指導に携わるナースはもちろん、患者本人や介護者にもわかりやすい、ストーマセルフケアの決定版ハンドブックが登場！
「災害時用携帯カード」「日本全国のストーマ外来リスト」の付録つき！

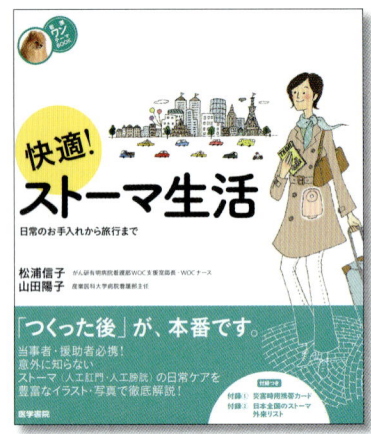

● B5変型　128ページ　2012年
定価 1,890円（本体 1,800円＋税 5％）
[ISBN978-4-260-01601-8]

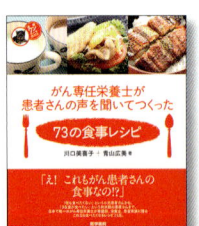

がん専任栄養士が患者さんの声を聞いてつくった73の食事レシピ

川口美喜子、青山広美 著

日本で唯一のがん専任栄養士が「がん患者の食」を支えるすべての人に贈る珠玉の食事レシピ73品。

● B5変型　128ページ　2011年
定価 1,890円（本体 1,800円＋税 5％）
[ISBN978-4-260-01477-9]

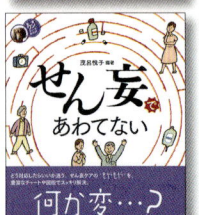

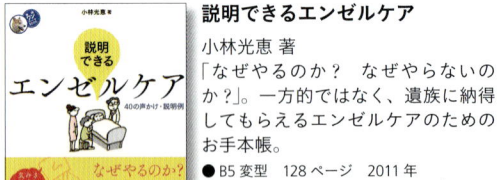

説明できるエンゼルケア

小林光恵 著

「なぜやるのか？ なぜやらないのか？」。一方的ではなく、遺族に納得してもらえるエンゼルケアのためのお手本帳。

● B5変型　128ページ　2011年
定価 1,890円（本体 1,800円＋税 5％）
[ISBN978-4-260-01436-6]

せん妄であわてない

茂呂悦子 編著

多くのナースが現場で対処に困る「せん妄」について、豊富なチャートや図版で具体的な対応、ケアの流れまで解説。

● B5変型　128ページ　2011年
定価 1,890円（本体 1,800円＋税 5％）
[ISBN978-4-260-01434-2]

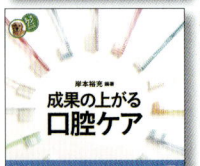

退院支援実践ナビ

宇都宮宏子 編著

退院調整部門はもちろん、急性期病院に勤めるすべての看護師に求められる退院支援の知識と実践技術をナビゲート。

● B5変型　128ページ　2011年
定価 1,890円（本体 1,800円＋税 5％）
[ISBN978-4-260-01321-5]

成果の上がる口腔ケア

岸本裕充 編著

「ナースのやるべき口腔ケア」がわかる、最新のオーラルマネジメントの考え方に基づいた実践書。

● B5変型　128ページ　2011年
定価 1,890円（本体 1,800円＋税 5％）
[ISBN978-4-260-01322-2]

見てできる　褥瘡のラップ療法

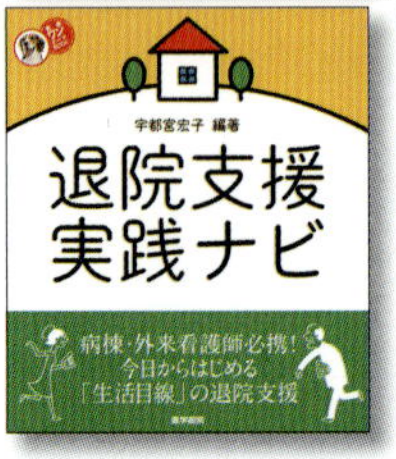

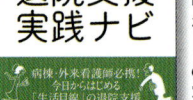

水原章浩 編著

手技、手順、アセスメント、注意点など、豊富なカラー症例写真で解説する、現場のためのラップ療法入門。

● B5変型　128ページ　2011年
定価 1,890円（本体 1,800円＋税 5％）
[ISBN978-4-260-01315-4]

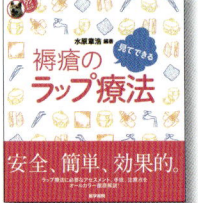